Filippo Solibello

La dieta mediatica

Come sopravvivere al cambiamento mediatico, nutrire meglio il nostro cervello e vivere felici

CAIRO

Pubblicato in accordo con S&P Literary - Agenzia letteraria Sosia & Pistoia

ISBN 978-88-309-0423-1
Prima edizione: novembre 2024

Sommario

Introduzione 15

1. Gli alimenti 19
   Gli alimenti, da dove arrivano 19
   Il KiloContenuto 26
   Alimenti 28

2. La piramide mediatica 51
   Origini 51
   Una piramide dei consumi mediatici 54
   Il cambiamento mediatico: come stiamo consumando ora? 56
   Troppo schermo, troppo spesso 61
   Ossessione o possessione? 64

3. Quanto siete «in forma»? 67
   Il vostro Indice di Massa Mediatica 67
   Leggere e interpretare il tuo IMM 70

4. Tutti a tavola 79
   I commensali 79

Cosa si mangia? 82
I piatti della tradizione 93
All You Can Eat 97
L'ingrediente segreto 103

5. Chi sceglie? Io o l'algoritmo? 107
De gustibus… 107
I gusti primari: dolce/amaro – comico/tragico 109
I gusti secondari: acido/salato/umami – contemporaneo/romantico/impegnato 110
Cotoletta&patatine fritte Vs Spaghetti&polpette 112
L'utile suggeritore 114
Il diabolico manipolatore – la radicalizzazione algoritmica 117
Dieta e democrazia 119
L'eterna battaglia: Uomo vs Macchina – Turing DJ test – Turing Libraio test 122

6. Le diete 127
Consigli 127
La dieta di mantenimento (normocalorica) 130
La dieta a zona 136
La dieta mediterranea 139
La dieta a scalare 144
La dieta della noia 147
La dieta a intermittenza 151
La dieta boomer 155
Kids menu 158

7. I super food 161
I Pierangeloidi 162
I Barberociani 163
Le vitamine Capa 164
Gli Omegreison 3 165
Il Grano Antico Armynio 166
I fermenti Perrici 166
La Papa Reale 167

Conclusioni 169

LA DIETA MEDIATICA

A Matte e Franci

La realtà è aumentata quando
l'utopia si è arresa.
Subsonica

Introduzione

Quanti minuti perdete su Facebook e quanti ne guadagnate leggendo un libro? Quante ore al giorno sarebbe sano passare davanti alla televisione e quante davanti a uno smartphone? Quante volte al mese andare a teatro o quanti dischi, e non canzoni, dovreste ascoltare alla settimana?

Siete ipnotizzati da TikTok o dallo shopping on-line? Siete sempre più ansiosi, insonni, smemorati e la vostra capacità di attenzione cala proporzionalmente all'aumentare dell'età?

È tutta colpa di una dieta mediatica sbilanciata!

Il nostro cervello funziona come il nostro apparato digerente: ha bisogno di tutto, di varietà, di alimenti diversi e di qualità. Negli anni Ottanta mangiavamo male, molto male, con tanto junk food, era il boom del cibo industriale, ingurgitavamo gioiose schifezze da mattina a sera. Di contro, però, guardavamo bellissimi film al cinema, leggevamo i quotidiani di carta tutti i giorni, avevamo i libri sul comodino e non mancavano mai serate a teatro o a vedere concerti dal vivo.

Ora mangiamo cibo buonissimo, super-healthy, con lo

zenzero e l'avocado, sano, biologico, e rispettoso dell'ambiente, contiamo i grassi saturi e le proteine vegetali, ma in compenso nutriamo il nostro cervello con junk media a tutte le ore del giorno e della notte. Troppe schermate e poche pagine di carta, poco audio e tutto video, interazioni reali ridotte al minimo, e scelte e rapporti personali mediati sempre da computer, intelligenze artificiali e algoritmi.

È normale accettare tutto questo senza battere ciglio? È come se nel giro di dieci anni avessimo cambiato radicalmente la nostra dieta, sostituendo la pasta, il pane, il latte, la frutta e la verdura con tubetti di gel colorati e profumati, di cui poco si sa, e di cui tutti sono improvvisamente ghiotti in modo fideistico, dogmatico, acritico. Ed è come se, con un cambiamento così radicale ed estremo, nessuno dicesse nulla, nessuno avesse dei dubbi o si interrogasse sugli effetti a medio e lungo termine di questa rivoluzione.

Con le pagine che seguono, vogliamo aprire un dibattito sui contenuti che rappresentano la nostra dieta quotidiana, e sui mezzi attraverso i quali gli stessi vengono veicolati. Lo facciamo da convinti appassionati e sostenitori del progresso scientifico e tecnologico, lo facciamo con l'entusiasmo di chi ha accolto favorevolmente tutte le novità della rivoluzione digitale, immaginando ogni volta i migliori utilizzi dei nuovi mezzi, lo facciamo con l'inguaribile ottimismo di chi pensa che le cose possano sempre cambiare, in meglio, a partire da noi stessi.

Ma al tempo stesso, lo facciamo con la ferma consapevolezza che se non interveniamo subito, se non ci attiviamo ora per modificare questa «nuova normalità», allora a rimetterci non saranno solo le nostre singole individualità, ma le nostre società nel loro insieme. È a rischio l'essenza stessa del nostro vivere comune: negli ultimi anni ci siamo (giustamente) occupati molto del cambiamento climatico in atto, ma non abbiamo visto arrivare l'altrettanto dannoso e deleterio «cambiamento mediatico».

Ecco allora il primo manuale per cambiare le vostre abitudini di consumo di vecchi e nuovi media.

I consigli pratici per sopravvivere a Internet, social, streaming, app, piattaforme e telefonini, senza perdere il lume della ragione. Non abbiamo la pretesa di offrire nuovi orizzonti o un senso diverso alle vostre vite, ma siamo convinti che possiamo almeno restituirvi un po' di tempo, per cercare, in piena libertà, quel senso, ovunque vogliate!

Quello che vi proponiamo è un viaggio nei nostri consumi culturali, informativi e di intrattenimento, con lo scopo, molto concreto, di convincervi ad abbandonare il compulsivo usa-e-getta per abbracciare una fruizione intelligente e più profonda dei contenuti, che possiamo mettere nel piatto per il nostro intelletto, e per il nostro spirito.

1
Gli alimenti

Gli alimenti, da dove arrivano

Gli «alimenti» che il nostro cervello è in grado di assorbire sono quasi infiniti, pensate a tutto quello che i cinque sensi riescono a trasmettere ogni giorno alla nostra massa grigia: ebbene, solo una parte di tutti questi contenuti provengono dalla *dieta mediatica*, sono cioè veicolati al nostro cervello attraverso vecchi e nuovi mezzi di comunicazione di massa, i cosiddetti *mass media*. La parte, per fortuna ancora maggioritaria, di quello che giunge alla nostra mente proviene dall'esperienza del reale che ci circonda. Ma da dove arrivano tutti gli alimenti che compongono la nostra dieta mediatica? Come sono nati, quando si sono sviluppati e che cambiamenti hanno apportato alla nostra specie?

Per scoprirlo dobbiamo fare un tuffo nel passato e andare alle origini dell'uomo, quando ancora vivevamo nelle grotte ed eravamo in balia degli elementi e delle forze della natura.

I nostri antenati avevano un'esperienza totalmente fisica, concreta, materiale, del mondo che li circondava: gli uomini preistorici la mattina si svegliavano, se avevano freddo accendevano il fuoco, se avevano fame andavano a caccia, se litigavano si picchiavano. Era tutto molto semplice, chiaro, lineare. Certo, alcune cose iniziavano a distinguerci dagli altri animali: noi Sapiens ci coprivamo con rudimentali vestiti per ripararci dalle intemperie, usavamo degli utensili, cominciavamo ad avere una struttura sociale sempre più articolata. Finché qualcuno un po' più strano, un po' più sensibile, un po' più creativo degli altri, non ha iniziato a comporre i primi «racconti» dell'umanità: i graffiti e i dipinti rupestri, i disegni delle scene di caccia, le prime rappresentazioni dei gruppi di uomini e donne che popolavano un determinato territorio. Se ci pensate, le pareti piene di impronte di mani colorate, che sono state trovate in alcune grotte preistoriche, erano i primi selfie della storia! Erano i primi racconti, i primi quadri, i primi «film» mai concepiti dalla nostra specie. Certo, non erano i dipinti del Rinascimento, magari le immagini erano un po' statiche, non erano in alta definizione, ma la loro funzione era straordinariamente moderna: raccontavano l'inseguimento di un mammut, la cattura di un grosso animale, a volte la sottomissione di una tribù a un capo, in alcuni casi un sacrificio umano, o magari un rito propiziatorio per uccidere il proprio nemico, sostanzialmente le stesse cose che vedete oggi in gran parte delle puntate della vostra serie tv preferita!

In quell'epoca, prima dell'avvento della scrittura, la vita passava tutta attraverso l'esperienza del reale, solo una piccola parte residuale era «vissuta» tramite queste antiche «televisioni», le grotte dipinte. Molto spesso i soggetti raffigurati facevano parte del mondo animale, erano l'equivalente del nostro *Superquark*, erano il loro Discovery Channel, poi, con l'arrivo della scrittura e il passaggio dalla preistoria alla storia, le cose si sono fatte un po' più avvincenti. La possibilità di trasmettere concetti più complessi di un semplice disegno ha permesso agli uomini di liberare la loro straordinaria potenza immaginifica. Sono arrivati i grandi racconti, le prime saghe, i libri sacri, il teatro, le religioni, la filosofia, le scienze e le interpretazioni sempre più elaborate di quello che facciamo su questa Terra, che ora sappiamo tonda, ma che allora si credeva piatta, in un continuo rimpallo ante litteram tra false credenze, evidenze empiriche, e proto-fake news.

La musica, la danza, e infine il teatro, come somma di queste discipline performative, sisono affacciati sulla scena del pubblico intrattenimento ben prima della comparsa del teatro classico, quello greco e quello romano. Sappiamo per certo, dai papiri e dai geroglifici rinvenuti dagli archeologi, che nell'antico Egitto già intorno all'8500 a.C. si praticavano liturgie complesse (i riti di Osiride) in forma cerimoniale, molto realistiche e strutturate con quelli che oggi sarebbero dei moderni «copioni».

Nell'antica Grecia, e a cascata in tutte le civiltà successive, il teatro è stato poi a lungo il momento centrale di trasmissione del sapere, dell'intrattenimento, dell'educazione, dei processi di socializzazione informali e di quelli di diffusione dei sistemi valoriali di una determinata società.

Mentre la scrittura era ancora riservata a una nicchia della popolazione, gli altri mezzi di comunicazione *di massa* avevano più a che fare con l'arte e l'architettura. Dalle piramidi alle immense opere dei greci e dei romani, le sculture, le statue, i bassorilievi e gli affreschi trasferivano informazioni e contenuti dai «creator» del tempo al grande pubblico delle città.

Dalle chiese della tradizione cristiana, ai templi del lontano Oriente, dai monasteri isolati in luoghi impervi e inaccessibili, alle piramidi misteriose delle civiltà centroamericane, i luoghi mass mediologici dell'antichità favorivano comunque la profondità, la grandezza, lo spessore, e la lentezza, in senso positivo, del pensiero.

Insomma, se rapportato alla maggioranza della popolazione, il media mix delle grandi civiltà del passato era molto equilibrato: si riferiva a saltuarie fruizioni di opere in alcuni casi destinate a interrogare il senso dell'esistenza, oppure a promuovere la narrazione di grandi gesta e alla trasmissione di una cultura orale, più che scritta, legata a racconti fantastici, alle religioni, o alla storia delle proprie comunità.

Nel complesso nulla di preoccupante, tutto serenamente processabile dai cervelli dei nostri antenati senza gravi scompensi. Nessuno veniva sgridato dai genitori perché passava troppo tempo davanti a un obelisco a guardare il bassorilievo di una campagna militare. Nessuno passava intere giornate con lo sguardo vitreo e fisso davanti agli affreschi di Pompei, e nessuno importunava gli amici dichiarando in maniera molesta quanto gli piacessero gli stessi affreschi, più volte al giorno, in modo reiterato e infantile. Certo le opere si ammiravano, si contemplavano, ma poi si passava oltre.

Non ci sono arrivate segnalazioni di disturbi legati alle

colonne vertebrali perché le persone passavano il tempo con la testa all'insù per guardare i dipinti delle chiese medievali. Era tutto nella norma: la realtà, la sua rappresentazione, e le riflessioni dell'uomo sulla stessa, tutto era perfettamente in equilibrio.

L'avvento della stampa a caratteri mobili in metallo (Gutenberg, 1455 ca) cambia ogni cosa. Il libro diventa il primo vero mezzo di comunicazione di massa, per come lo intendiamo noi oggi, nasce *l'Uomo Tipografico* (McLuhan), e inizia il cambiamento profondo, antropologico, dell'essere umano, in cui l'equilibrio dei cinque sensi comincia il suo declino, a favore della «tirannia della vista».

È da qui in avanti che iniziano ad apparire uno dopo l'altro gli ingredienti della nostra dieta, gli «alimenti» che abbiamo oggi a disposizione per nutrire il nostro cervello, ma è interessante vedere come per arrivare al primo di questi, alla parola scritta, al libro, siano serviti più o meno 200.000 anni dalla comparsa dei primi Sapiens, mentre, per gli altri alimenti, come vedremo fra poco, serviranno pochi secoli, poi alcuni decenni, poi semplicemente anni e addirittura mesi. Da questo momento in avanti, si svilupperanno sempre più velocemente i *mezzi* invece dei *contenuti*. E non sempre questo sarà un bene per l'equilibrio che cerchiamo.

Dai libri ai giornali il passo sarà breve: tra la fine del Cinquecento e il Seicento si diffondono gli antenati dei quotidiani, i fogli di avvisi o di notizie, a uso soprattutto di mercanti e banchieri, le classi emergenti dell'epoca, poi dal Settecento in avanti i giornali diventano quotidiani, beneficiano dello sviluppo dei sistemi postali, raccontano le guerre del tempo, si differenziano dalle riviste letterarie e da quelle scientifiche, che invece nascono proprio prima della Rivoluzione industriale.

L'Ottocento è l'epoca d'oro della stampa: la meccanizzazione dei processi produttivi permette tirature e velocità prima impensabili. Per i giornali l'arrivo dei treni garantisce un trasporto rapido e capillare, finché nella seconda metà del secolo, prima il telegrafo e poi il telefono annullano le distanze e consentono la stampa pressoché contemporanea dello stesso giornale sulle sponde diverse dell'Atlantico. I libri diventano potenti strumenti di trasmissione del sapere e del pensiero umano. Con altrettanta forza, si sviluppa la tecnologia che darà vita alla fotografia.

È un punto di svolta fondamentale per la storia dell'uomo, un punto di non ritorno: per la prima volta, intorno agli anni tra il 1830 e il 1840, sarà possibile fermare lo scorrere del tempo con una rappresentazione oggettiva, obiettiva, precisa e puntuale, di quello che abbiamo davanti, l'esatta riproduzione di quello che i nostri occhi vedono. Per la prima volta da quando siamo comparsi sulla terra, siamo in grado di fermare la linea del tempo, non con delle rappresentazioni soggettive, con dei quadri, delle statue, o degli scritti, ma con una fotografia. È un cambio di paradigma assoluto.

E lo stesso accadrà pochi decenni dopo con lo sviluppo di un'altra tecnologia sbalorditiva: il fonautografo prima, poi il fonografo, e infine il grammofono. La voce umana che poteva essere registrata e riprodotta, la fine del momento unico e irripetibile, l'espansione dell'esperienza della realtà (in questo caso uditiva), oltre i confini del tempo e dello spazio. Non solo l'attimo può essere immortalato (fotografia), e un suono si può anche registrare, riavvolgere e riascoltare (grammofono): nasce la riproducibilità delle nostre esperienze, la linea del tempo si può arrestare, tagliare, spostare e rivivere. Se ci pensate, questi due momenti chiave racchiudono tutto quello che accadrà da qui in avanti con i moderni mezzi di comunicazione di massa. La nascita dei mass media del Novecento è racchiusa in queste due straordinarie invenzioni: la fotografia e il fonografo, tutto quello che arriva dopo è solo lo sviluppo di queste due intuizioni. È il secondo Big Bang della storia, è la nascita del moderno universo mediatico, che si svilupperà a velocità esponenziale, e con un'entropia imprevedibile.

Il Novecento è attraversato, segnato, plasmato e fondato proprio su questo, sul balzo più spaventoso mai affrontato dall'umanità: in rapida successione arrivano i «moderni» mezzi di comunicazione di massa. Prima il cinema, poi la radio, la televisione, e poi a valanga dagli anni Ottanta in avanti la rivoluzione digitale, prima i personal computer, poi Internet e poi tutto il resto. Ed è proprio con la fine del Novecento, e con l'inizio del nuovo millennio, che la nostra dieta mediatica subisce uno stravolgimento quantitativo e qualitativo mostruoso. Il cambiamento mediatico inizia in questo momento. Il punto di svolta è dato proprio dalla capacità dei moderni mezzi di comunicazione di *produrre* e *ri-produrre* i contenuti, con maggiore velocità, e di rendere la fruizione prima, e la produzione poi, sempre più a portata di ogni singolo individuo sul pianeta. È importante capire quale cambiamento strutturale sia intervenuto nella creazione e nell'uso di tutti i media negli ultimi anni, e perché questo cambiamento sia così foriero di pericoli per la nostra mente.

Sostanzialmente, abbiamo sviluppato in meno di due decenni la capacità di generare una così smisurata mole di informazioni, che in nessun modo il nostro cervello potrà mai essere in grado di assorbirle, e da cui mai potrà trarre vantaggi significativi, a meno che non decida di ignorarne la grandissima parte. A differenza di quanto accadeva in passato, ora la quantità di informazioni prodotta è talmente colossale, che la sua stessa distribuzione richiede una frammentazione e una semplificazione dei contenuti che vengono trasmessi, che rasenta l'annullamento del senso degli stessi.

Il KiloContenuto

Per spiegare quello che è successo alla nostra dieta mediatica dobbiamo introdurre il concetto di KiloContenuto: il KiloContenuto (KCon) è l'energia necessaria per innalzare di un punto (in una scala da uno a cento, dove cento è la media della popolazione) la somma del livello culturale, e delle Intelligenze Multiple di un individuo.

In sostanza, il KiloContenuto ci dice quanto gli alimenti della nostra dieta mediatica possono incidere sullo sviluppo del nostro cervello, e del nostro pensiero.

Come si può facilmente intuire, gli alimenti del passato erano molto ricchi di KiloContenuti, e necessitavano di tempi lunghi per essere assorbiti dal nostro apparato digerente mediatico.

Di contro, gli alimenti più recenti, essendo molto più numerosi, e popolando un mercato incredibilmente più frammentato, hanno la necessità «strutturale» di essere consumati con tempi straordinariamente più brevi e quindi, per forza di cose, hanno un contenuto di KiloContenuti spesso trascurabile, talvolta irrisorio, raramente rilevante.

Nella tabella di seguito, si vede come la quantità di KiloContenuti di un alimento sia direttamente proporzionale alla quantità di tempo che il soggetto può dedicare all'assimilazione, alla digestione intellettuale, alla comprensione e all'assorbimento del cibo in questione.

Andiamo allora a vedere uno per uno quali sono gli elementi che compongono la nostra piramide mediatica, qual è la loro concentrazione di KCon, e perché è bene assumerne alcuni più di altri.

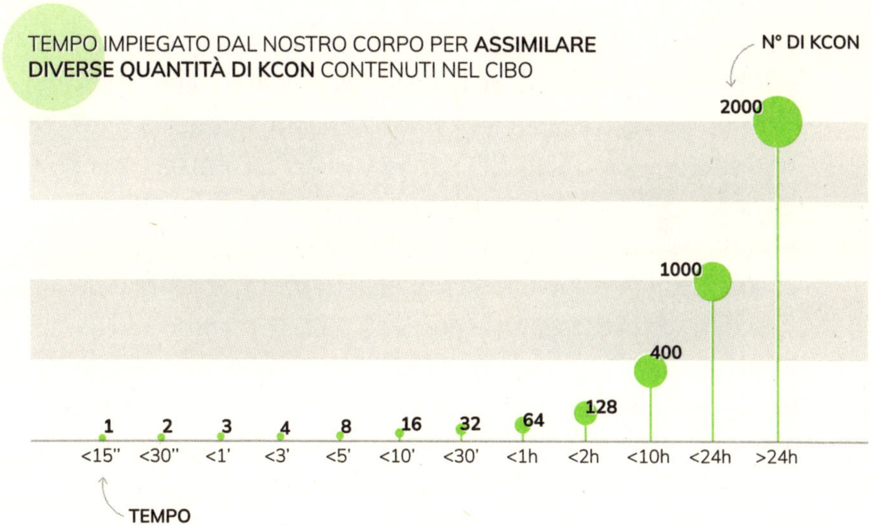

Nei capitoli successivi vedremo, invece, quali sono i motivi per cui facciamo scelte dietetiche sbagliate, e da chi, o da cosa (l'algoritmo), siamo guidati.

Alimenti

CARBOIDRATI MEDIATICI – Devono rappresentare la principale fonte di energia mediatica dell'organismo, senza di loro non avremmo i KCon sufficienti per la nostra attività di informazione/elaborazione/restituzione dei contenuti che ci circondano. Senza i carboidrati mediatici siamo deboli, sperduti, in balia del più pericoloso dei batteri media-resistenti: l'algoritmo.

I carboidrati mediatici sono i cibi più ricchi in assoluto di KCon.

❶ *I GIORNALI DI CARTA*: Rappresentano la colazione, il pasto più importante della giornata mediatica. Assunti la mattina, appena svegli, permettono l'orientamento immediato del soggetto nel tempo e nello spazio sociale. Informano senza invadere, garantiscono qualità e veridicità delle notizie riportate, assicurano pluralità di idee e opinioni, assumendosi chiaramente la responsabilità di quanto scritto. Consentono di scegliere cosa leggere e con che tempi, permettono all'attenzione di concentrarsi su un singolo articolo per volta, in modo da «masticarlo» con i giusti tempi e consegnarlo all'apparato digerente cerebrale sotto forma di «bolo mediatico». Sono carboidrati complessi, consentono alle sinapsi di rimettersi in moto dopo il riposo notturno, e forniscono energia per tutta la prima parte della giornata. La loro fisicità, e il loro costo economico, permettono anche una reale valutazione della quantità, oltre che della qualità di quello che stiamo assumendo. Ovviamente, ne esistono sul mercato qualità molto diverse: più o meno autorevoli, seri, o attendibili, e a seconda dell'editore, e dei professionisti che ci lavorano, la quantità di KCon di ogni testata può variare sensibilmente. Esiste anche un effetto di accumulo positivo, che si verifica qualora il soggetto scelga di assumere più di un quotidiano al giorno, meglio ancora se di estrazioni e provenienze diverse, in questo caso la visione del lettore si amplia in maniera esponenziale, permettendogli di vedere meglio, e più lontano.

Terminato l'utilizzo informativo, possono essere riciclati per svariate funzioni, più o meno nobili, e infine essere riciclati al 100% nella raccolta della carta. La stessa carta su cui sono stampati può essere utile per sottolineare, evidenziare, prendere appunti e/o testare biro e penne a sfera. Si raccomanda l'assunzione quotidiana di almeno un giornale, in modo da favorire una routine mattutina in grado di impedire l'introduzione, malsana, nelle ore antimeridiane, di altri alimenti «infestanti». Nel caso in cui fosse impossibile reperire tale elemento in forma cartacea, può essere concesso il suo equivalente succedaneo digitale, con la rigorosa avvertenza di non utilizzare nessun'altra funzione del tablet su cui viene letto il quotidiano, se non quella strettamente necessaria al completamento della lettura del suddetto. In questo caso, le dosi vanno comunque aumentate di una volta e mezza.

› Contenuto di KCon – Alto – 20-30 KCon/quotidiano

❷ *LA MUSICA DAL VIVO*: Se il teatro è il primo, la musica è sicuramente la seconda in termini di antichità dei carboidrati mediatici. La voce e gli strumenti, realizzati ad hoc, compiono un miracolo unico: creano una melodia, che innalza ed eleva il nostro spirito e ci mettono in comunicazione con un livello profondo della nostra psiche, travalicano i confini del razionale e ci accompagnano alla conoscenza e alla scoperta delle emozioni come nessun altro alimento.

La musica è il ponte che l'umanità ha trovato per accedere alle zone più remote della nostra mente e dei nostri cuori. La musica è in grado di intervenire sulla nostra parte cosciente e sul nostro inconscio con una potenza incredibile. Essendo uno degli alimenti fondanti della dieta mediatica, è utile assicurare al nostro cervello un consumo il più assiduo possibile. L'ascolto musicale ci spinge a sviluppare capacità nuove e diverse per comprendere un linguaggio che non è composto da parole, ma da note e accordi: è come imparare una grammatica e un alfabeto diverso fatti da creature aliene. La musica ci innalza, proprio perché è una matematica complessa, fatta di operazioni difficilissime, che però scopriamo di poter risolvere in maniera innata grazie al senso straordinario dell'udito, e che possiamo riprodurre e creare grazie alle altre parti del nostro corpo. La musica è il contenuto mediatico che più ha a che fare con la nostra fisicità. La musica dal vivo, poi, realizza quell'unica e strabiliante unione tra chi canta, o suona, e chi ascolta. Ogni volta permette una connessione intensa e profondissima tra chi trasmette e chi riceve. Dal piccolo concerto di musica classica con solo dieci spettatori, al live della rockstar nello stadio, l'effetto è sempre quello: il generarsi magico e poderoso di una forza invisibile e viscerale, che tiene insieme i partecipanti all'evento, così come l'energia oscura, secondo i fisici, tiene insieme l'universo. La dose minima è di tre eventi al mese, ma se ne raccomanda un consumo più che doppio.

› Contenuto di KCon – Molto alto – 80 KCon/concerto

❸ *LA MUSICA REGISTRATA*: Diretta discendente della musica dal vivo, quella registrata, che si può ascoltare su supporti differenti, ha le stesse proprietà nutritive della sua progenitrice, ma in più ha il vantaggio della riproducibilità e della portabilità estrema. Dapprima con i dischi di vinile, poi con le audiocassette, e infine con i supporti digitali, ha attraversato molte ere diverse e molti formati differenti, che hanno in parte impattato sui format di fruizione. È fortemente sconsigliato il consumo attraverso le piattaforme di streaming nelle modalità «playlist pre-esistente». Si raccomanda invece un'assunzione frutto di precise scelte effettuate in base ai gusti del singolo ascoltatore. In questo modo sarà possibile assorbire meglio i KCon in questione, e soprattutto si eviterà la dipendenza dalle scelte dell'algoritmo, di cui parleremo più avanti, e si favorirà una partecipazione attiva del soggetto. Si consiglia un consumo quotidiano, in quantità equivalente all'antico formato «album». Qualora il consumo avvenisse durante spostamenti a piedi, in treno, metropolitana, o automobile, si raccomanda la massima attenzione all'ambiente circostante, per scongiurare pericoli derivanti da un'eccessiva partecipazione emotiva all'ascolto (pianti improvvisi, ancheggiamenti esagerati, rischiosi headbanging e simili...).

› Contenuto di KCon – Buono – 15 KCon/h

❹ *IL TEATRO*: Il più semplice tra i carboidrati mediatici, quello più antico, alla base della nostra alimentazione cerebrale da migliaia di anni. La sua caratteristica fruizione «dal vivo», e la componente temporale 1:1 conferiscono a questo elemento proprietà uniche. Il teatro garantisce una corretta fruizione dei contenuti, in termini di rapporto spazio-tempo. Una volta seduto in platea ho davanti a me delle persone che parlano, sono vere, reali, mettono in scena una storia che sono in grado di comprendere perché il loro linguaggio artistico non oltrepassa i limiti fisici della comunicazione verbale e non verbale. Posso assumerne quantità ingenti, senza accusare nessun tipo di disturbo, anzi, il suo consumo prolungato contribuisce a un sano sviluppo delle capacità riflessive, aumenta la disponibilità della sfera emotiva a mettersi in gioco, valorizza l'appartenenza ai gruppi sociali, e stimola la partecipazione alla vita attiva della comunità. La dose minima per una corretta dieta mediatica è di due spettacoli al mese. Questo carboidrato è caratterizzato da un lento rilascio dei suoi effetti benefici, in grado di garantire esiti salutari all'organismo-spettatore nel medio e nel lungo periodo. Con dosi più elevate si osserva un aumento esponenziale dei suddetti effetti, come la diminuzione del senso di smarrimento sociale, la risalita dei valori di fiducia nelle analisi emozionali dei soggetti, e un generale effetto tonificante sul carattere degli spettatori. Si raccomanda l'assunzione serale, prima del riposo notturno è sconsigliata quella mattutina.

› Contenuto di KCon – Altissimo – 100 KCon/spettacolo

PROTEINE MEDIATICHE – Sono quegli alimenti che permettono al corpo di crescere, di mettere su massa muscolare mediatica, grazie alla quale utilizziamo poi i KiloContenuti. Senza massa non riusciremmo a compiere le più elementari operazioni quotidiane: leggere, scrivere, capire, memorizzare, elaborare, creare, inventare, criticare, arguire, discutere e conversare.

❶ *RADIO*: Dovrebbe costituire la spina dorsale della nostra dieta mediatica, i suoi differenti aminoacidi mediatici spaziano dalle proteine di parola a quelle musicali, dalle catene ramificate di flusso a quelle basate sui programmi e sui personaggi. L'ampia varietà dei prodotti e delle forme in cui è possibile assumerla la rende una compagna di viaggio perfetta per tutta la giornata: dalla sveglia della mattina, al saluto della buonanotte. Nella grande famiglia delle radio sono entrati di diritto negli ultimi anni anche i podcast, che è possibile gustare nella comoda forma «on demand». La radio è altamente raccomandata come prima proteina dopo il sonno, da assumere insieme, o persino prima, del giornale di carta, con cui si accoppia perfettamente, in un consumo combinato che valorizza ed esalta le caratteristiche dei due mezzi. Fondamentale per combattere l'apatia e lo smarrimento esistenziale dovuto al pendolarismo automobilistico, è considerato l'unico rimedio efficace per contrastare il torpore derivante dalla ripetitività della vita moderna. In quelle occupazioni in cui si è costretti per molte ore in un unico ambiente, come un negozio, un'officina, o uno studio di architettura, ci porta al di là degli spazi fisici, permette la migrazione quotidiana del pensiero, e rinsalda i legami della comunità di chi ascolta. È un mezzo caldo, rincuora, ci fa sentire parte di un gruppo di pari, consente un alto livello di interazione, ma sempre con una chiara distinzione dei ruoli, in modo da garantire la tracciabilità della filiera informativa, e quindi la qualità del prodotto. Va consumata fresca ed è bene seguire la stagionalità delle materie prime (le canzoni sanremesi da febbraio a maggio, le hit estive da giugno a settembre, i brani natalizi da novembre all'epifania). La dose minima raccomandata è di un'ora al giorno, fino ad arrivare a un massimo di dodici ore consecutive, oltre le quali si possono manifestare fenomeni di alienazione.

› Contenuto di KCon – Buono – 20 KCon/h per le radio di parola / 5 KCon/h per le radio di flusso musicale / 10 KCon/puntata per i podcast

⊠ *LIBRI*: I libri hanno un effetto stimolante e fortificante. La loro funzione principale è quella di aggiungere massa, necessaria per lo sviluppo dell'intelletto: costruiscono fin dalla più giovane età le strutture sopra le quali si appoggerà il pensiero dell'individuo adulto. Grazie alla loro estrema portabilità possono essere assunti in casa o in viaggio. I libri possono essere a lento e graduale rilascio, oppure a rilascio veloce e immediato. La differenza sta nella ricchezza delle molecole e dei paragrafi che li compongono: i testi a lento rilascio necessitano di una digestione prolungata, ma il loro effetto permane più a lungo nell'organismo. Quelli con rilascio veloce, invece, trasmettono informazioni più semplici, consentono un assorbimento pressoché istantaneo e i benefici che ne derivano sono immediati. I libri sono un alimento inalterabile, non hanno data di scadenza, non si deteriorano e possono essere assunti persino per anni, decenni, secoli, e millenni dopo la loro «uscita». Si possono conservare a temperatura ambiente in grandi magazzini denominati biblioteche, dove sono custoditi e ordinati a seconda dei generi, degli autori, o dell'alfabeto del Paese ospitante. Grazie alla loro straordinaria versatilità e adattabilità sono spesso conservati anche nelle singole abitazioni, in piccole strutture dette librerie, che necessitano solo di una saltuaria rimozione della polvere dai libri stessi.

Gli e-book sono esattamente equiparabili ai libri cartacei. Nella nostra classificazione conservano intatte tutte le caratteristiche organolettiche dei loro progenitori, senza nessuna perdita funzionale, aggiungendo in più la comodità dovuta al facile trasporto di un e-reader quando si è in viaggio. Il libro, oggetto tecnologico per eccellenza, ha saputo attraversare la rivoluzione digitale senza scendere a compromessi, e trovando anzi un nuovo alleato (l'e-book), che ne ha permesso una diffusione ancora più ampia, esattamente come ha fatto la radio con i podcast e lo streaming.

Il loro ruolo nella diffusione del pensiero complesso

delle società umane è ineguagliabile. I libri sono le pietre angolari su cui si edificano intere civiltà, sono lo strumento principe del passaggio di idee della specie umana da un individuo all'altro. A seconda del tipo di libro scelto, la raccomandazione è di partire con un minimo di uno o due testi al mese, per poi salire a seconda delle possibilità fino a un massimo di quattro, per potersi concedere anche il tempo necessario per riflettere con la dovuta calma su ogni singola opera.

› Contenuto di KCon – Altissimo – 100 KCon/libro

FIBRE MEDIATICHE – Le fibre regolano il transito mediatico, sono fondamentali per la salute del nostro apparato digerente. Ci aiutano nel delicatissimo compito di far defluire i contenuti, affinché possano raggiungere la loro destinazione finale all'interno delle nostre mappe cognitive.

Data la dimensione collettiva della loro fruizione hanno, come funzione secondaria, anche il rafforzamento e il potenziamento della nostra salute sociale.

1 *MUSEI*: I musei, oggi, rappresentano non solo dei luoghi di conservazione e valorizzazione del patrimonio artistico e culturale del nostro passato, ma anche dei centri di riflessione sulla storia, sul nostro presente e sul nostro futuro, senza eguali. Attraverso il linguaggio dell'arte, della scienza, e della divulgazione, riescono a toccare temi molto diversi con un'efficacia che non ha pari in nessuna altra manifestazione umana. Il museo è il luogo della sco-

perta e dell'organizzazione delle conoscenze, consente al visitatore di apprendere ciò che prima ignorava, e aiuta a comporre gli schemi conoscitivi con i quali leggiamo la realtà. Una grande mostra su un artista famoso può smuovere emozioni profonde e può consentire al mio cervello di collegare contenuti che già possedevo, ma che non pensavo fosse possibile accostare. Il museo ha la stessa funzione di quei giochi famosi delle riviste di enigmistica in cui bisogna «unire i puntini». I musei, o le mostre, e le esposizioni, attraverso le opere degli artisti, o le scoperte degli scienziati ci mostrano quella che gli inglesi chiamano «the big picture», il quadro generale. Riferirsi ai musei, con una certa frequenza, per la sistematizzazione del nostro sapere è fondamentale per allineare il nostro portato culturale con quello che ci circonda. I musei vanno visitati con cadenza regolare e di continuo!

Ad esempio, se avete cinquanta, quaranta, o anche solo venti anni, sappiate che i dinosauri che avete visto da piccoli nei musei di storia naturale sono solo una piccola parte di quelli che vedreste oggi, dopo le scoperte degli ultimi due decenni. Persino in una branca delle scienze naturali, come la paleontologia, dove si potrebbe immaginare di non avere grosse sorprese, in realtà le cose cambiano più rapidamente di quanto si possa pensare, figuratevi in tutti gli altri campi dell'arte e della scienza! Ecco perché i musei vanno assunti a intervalli regolari in modo da garantire lo sviluppo di una «flora culturale» il più possibile variegata e fresca, in grado di assorbire tutti i contenuti portati dal resto degli alimenti.

La posologia è di minimo due visite al mese, con un

giusto tempo di decantazione di almeno un'ora post-esperienza. La dose ideale è tra le tre e le cinque visite al mese.

› Contenuto di KCon – Altissimo – 120 KCon/mostra

❷ *CINEMA*: Tra i moderni mass media è il più «antico», e proprio questa caratteristica lo ha mantenuto nella parte «buona» della lavagna degli alimenti. Tra le fibre mediatiche è l'unico ad avere un importantissimo effetto sul nostro media mix: assunto con regolarità è in grado di prolungare, ben oltre il suo consumo, il «senso di sazietà», in modo da precludere nel soggetto il desiderio di ricominciare, nel breve termine, il consumo ossessivo-compulsivo di un altro contenuto, senza che il cervello dello stesso consumatore ne abbia realmente bisogno. In questo modo il cinema ha un potere «escludente» nei confronti degli altri media a lui vicini come la televisione o lo streaming video. Data la profondità sensoriale, emotiva, e contenutistica dell'alimento cinema, il fabbisogno indotto di continui stimoli visivi viene bloccato a favore di un'assunzione lenta, e prolungata nel tempo, di quanto visto nel buio della sala. Questo effetto è determinato proprio dalla particolare concentrazione e ricchezza di sostanze mediatiche nutrienti, che compongono il «pacchetto cinema», a partire dai KiloContenuti, per arrivare agli effetti speciali, alla potenza del suono, alla grandezza dello schermo, vere e proprie *vitamine mediatiche* che aggiungono specifiche proprietà a questo alimento e lo rendono unico. Così come unica è anche la fruizione dello stesso, nell'oscurità più totale. Il tunnel visivo, che si crea nel momento della fruizione cinematografica, fa sì che la nostra attenzione sia finalmente concentrata su un unico mezzo per più di cinque minuti, riportandoci a un antico, salutare, nutriente e organico consumo sostenibile per il nostro sistema nervoso centrale. L'assunzione deve essere almeno settimanale, in modo da esaltare le caratteristiche positive dell'effetto sazietà sulla totalità della dieta. Il consumo in lingua originale aggiunge anche l'effetto positivo secondario, che riguarda l'apprendimento di una lingua straniera.

› Contenuto di KCon – Alto – 40 KCon/film

GRASSI – Non vanno demonizzati, sono fondamentali per la nostra alimentazione, ma vanno presi nelle giuste dosi e all'interno di determinati alimenti, in un contesto dietetico bilanciato e consapevole. Sono esplosi negli anni Ottanta con l'arrivo delle televisioni commerciali e con la proliferazione delle consolle dei videogame, e da allora non hanno smesso di crescere all'interno del nostro media mix, dominando a lungo la classifica dello screen time, fino all'arrivo più recente di tablet e smartphone.

❶ *TELEVISIONE*: È stata per decenni il piatto forte dei nostri pasti mediatici, dominatrice indiscussa dagli anni Ottanta in avanti, ha cambiato forma e natura quando, da mezzo pubblico e in mano allo Stato, è diventata un media aperto a tutti, con una profonda natura commerciale. In quel preciso momento i format leggeri e accattivanti, il gusto rivoluzionario, i colori, e i suoni nuovi l'hanno resa per la maggioranza della popolazione una proposta mediatica irresistibile. Appartenendo però alla famiglia degli alimenti grassi, il suo consumo andrebbe commisurato alle esigenze dietetiche del soggetto in questione. La grande variabilità di trasmissioni e programmi, che compongono *l'alimento televisione*, fa sì che, se preso nelle giuste dosi, possa costituire un vantaggio per l'organismo, mentre un consumo dissoluto possa nuocere in maniera seria e minare alcune capacità basiche di discernimento e giudizio in possesso dello spettatore.

Croce e delizia di ogni chef mediatico, la televisione è il classico alimento che valorizza delle ottime materie prime quando viene utilizzato correttamente, mentre può compromettere i valori di *mediatocrito* (il valore che misura la percentuale di KiloContenuti nel nostro flusso psichico) se assunto in maniera caotica. A complicare ulteriormente lo scenario, si è aggiunta negli ultimi quindici-venti anni una consistente produzione di serie tv, in alcuni casi di straordinaria bellezza e di geniale fattura. L'arrivo sul mercato delle piattaforme di streaming, e la crescente facilità di consumo on demand, dovuto all'aumento della capacità delle linee di connessione dati, hanno fatto il resto, realizzando la tempesta perfetta per il telespettatore, che si è trovato così ad avere un frigorifero di contenuti, sostanzialmente inesauribile, sempre a sua disposizione. La vertigine data dall'abbondanza e dall'opulenza della nuova serialità va, però, seriamente presa in considerazione e affrontata con necessari accorgimenti, che riguardano il mezzo televisivo in generale, e la fruizione di questo tipo di contenuti, a prescindere dal dispositivo su cui vengono consumati.

Per consentire un adeguato assorbimento, la tv e/o le serie tv non andrebbero mai guardate prima delle 18.30 dei giorni feriali, in modo da garantire un approccio morbido alle notizie dei tg serali, e poi un naturale approdo nei programmi di prima serata. Per evitare il picco mediatico, andrebbe formulata la scelta di un solo ingrediente tra prima e seconda serata da aggiungere all'antipasto informativo. Oltre queste dosi la digestione notturna rischia di essere compromessa. È sempre preferibile far precedere l'accensione dell'elettrodomestico da una precisa scelta del programma da guardare. È assolutamente da evitare il ciclo inverso: prima accendo la tv e poi decido cosa guardare. Così facendo, si crea un rapporto di dipendenza ipnotica e di sudditanza nei confronti del mezzo, che sebbene sia ancora «debole» rispetto alle dipendenze dei grassi saturi, ne costituisce la fondamentale premessa.

› Contenuto di KCon – Estremamente variabile – 10-50 KCon/h

❷ *VIDEOGIOCHI*: Per comodità li consideriamo un'unica grande famiglia, anche se al loro interno la fondamentale divisione consolle/pc/portatile ne cambia parzialmente la natura.

I videogiochi rispondono a un eterno desiderio della specie umana: il divertimento e l'intrattenimento sotto forma di sfida simbolica (dagli scacchi alla dama, dalle gare delle bighe, alle moderne Formula 1, o alle battaglie tra soldatini…).

Bistrattati e maltrattati fin dalla loro prima apparizione negli anni Settanta, i videogiochi hanno sempre costituito il parafulmine degli strali di chi vedeva nei primi computer, in Pong o Pac Man, l'inizio della fine dell'Occidente. In realtà, negli stessi anni, oltrecortina, nasceva un altro mitico videogioco, Tetris, a riprova di quanto questo tipo di intrattenimento fosse trasversale e in grado di superare persino i confini della Guerra Fredda. Da molti anni, ormai, fanno parte a tutti gli effetti dei mezzi di comunicazione di massa propriamente detti, essendo dei prodotti di una complessità e di una profondità paragonabile, se non superiore, a tante produzioni cinematografiche dei grandi studi hollywoodiani. Quello che li rende superiori, qualitativamente, a molti prodotti di largo consumo è il ruolo attivo del fruitore, contrapposto alla passività del semplice spettatore televisivo. Nonostante i KCon di un videogioco siano, spesso, parecchio bassi, il meccanismo interattivo degli stessi offre a chi partecipa uno strumento utile di allenamento mediatico, che risveglia capacità innate in soggetti solitamente dediti a un consumo pigro e indolente, immobili, nella loro cuccia-divano.

› Contenuto di KCon – Basso – 5 KCon/h

❸ *YOUTUBE*: È il primo dei «nuovi» media ad apparire nella piramide mediatica, e nonostante i pareri dei nutrizionisti siano molto discordi sulla sua appartenenza alla categoria dei grassi, saturi o insaturi, che dir si voglia, abbiamo deciso di inserirlo di imperio in questo gruppo per sottolineare l'origine potenzialmente benefica della sua apparizione, e il potenziale alquanto costruttivo che si porta dietro. È l'anello di congiunzione tra cinema/tv che producono e distribuiscono dall'alto al basso, e le piattaforme che invece producono dal basso e distribuiscono in orizzontale (perlomeno questo facevano all'inizio). YouTube ha aperto scenari molto interessanti di democratizzazione nella produzione e nella distribuzione dei contenuti video, ha permesso a tanti creator di farsi conoscere dal grande pubblico e di innovare il linguaggio audiovisivo togliendo ai grandi network il monopolio dell'offerta televisiva e cinematografica. YouTube ha ampliato la gamma dei sapori a disposizione del pubblico, ha permesso a chiunque di trovare il suo gusto preferito, per quanto di nicchia e microscopico potesse essere, ma, al culmine del successo, ha optato per dei meccanismi di proposta che trattengono l'utente sulla piattaforma ben al di là di quello che è il suo effettivo bisogno alimentare. Proprio per questo motivo, se ne consiglia un'assunzione estremamente attenta e informata: sono da preferire i contenuti con catene corte e pochi legami, un contenuto, due al massimo, al giorno, per assorbire le sostanze più ricche di KCon e non ingolfare l'organismo con molecole complesse di contenuti tenuti insieme da connessioni deboli, indotti dall'algoritmo e non dal nostro libero arbitrio.

› Contenuto di KCon – Eccezionalmente variabile – 5-70 KCon/video

ZUCCHERI – Vale lo stesso discorso dei grassi, ma dosi e quantità vanno tenute sotto una ancora più attenta osservazione. Danno immediata soddisfazione, ma l'effetto del *picco mediatico* che si registra appena consumati svanisce velocemente: non sono in grado di fornire vera energia all'organismo e, anzi, occupano le risorse della nostra mente, che resta bloccata e incapace di distaccarsi volontariamente da un consumo, che diventa in maniera esponenziale sempre più ossessivo e sempre più compulsivo.

❶ *WHATSAPP*: Si discute molto del suo diritto di far parte della piramide mediatica, ma, visto il proprietario della app in oggetto (lo stesso di Facebook e Instagram), e il carattere mutevole del suo possibile utilizzo, ci sentiamo di inserirlo nel delicato e importante gruppo degli *zuccheri non raffinati*. Al momento della sua apparizione sembra la manna che cade dal cielo: in un'epoca in cui i messaggi di testo dei telefonini sono a pagamento (2009), questa applicazione permette a tutti di mandare infiniti messaggi, a chiunque, tramite smartphone. Gratuitamente. Quella che poteva sembrare una conquista dell'umanità si trasformerà però presto in una sorta di maledizione della stessa, obbligata da quel momento in avanti a una connessione perenne e a un asfissiante vincolo di ininterrotta presenza on-line. Inizierà in quell'istante anche un processo di involuzione del linguaggio, che, per la prima volta nella storia della nostra specie, regredirà a livelli *preistorici* con l'apparizione delle emoji. Se nei film di fantascienza degli anni Settanta erano le armi atomiche a riportare le civiltà del futuro all'età della pietra, oggi invece questo «ritorno al passato», perlomeno nell'ambito del linguaggio, si è in realtà realizzato per mano di geniali, e apparentemente innocue, intuizioni tecnologiche. Inoltre, il carattere asincrono della comunicazione che si instaura tra trasmettente e ricevente, specie nel caso dello scambio di messaggi vocali, aggrava l'alienazione di entrambi i soggetti, che non sono nemmeno tenuti a instaurare un'interazione stimolante, e anzi accostano *due monologhi*, illudendosi che la loro semplice somma faccia *un dialogo*.

Per evitare ulteriori complessità, non faremo troppe distinzioni, nei nostri calcoli dietetici, tra i messaggi ricevuti e quelli inviati, anche se è del tutto evidente che una differenza sostanziale esiste tra chi invia un messaggio, essendo parte attiva dell'azione, e chi lo riceve, magari in maniera inconsapevole, e spesso, incolpevole. I due momenti sono comunque strettamente legati, visto che raramente i messaggi ricevuti restano senza un minimo di risposta, sia pure una semplice emoji di reazione.

In generale, diciamo che sarebbe bene limitarne il consumo a determinate fasce orarie. In ogni caso, va assunto lontano dal momento del risveglio e dell'addormentamento. La proliferazione all'interno della stessa applicazione delle famigerate *chat* (tra le più pericolose le cosiddette «chat di classe») provoca un aggravamento aggiuntivo dei possibili danni apportati da questo alimento, qualora non venga contenuto all'interno di un consumo contingentato.

› Contenuto di KCon – Variabile – 0-5 KCon/msg

❷ *SOCIAL NETWORK (FACEBOOK/TWITTER/IG)*: In un'ottica di semplificazione generalista li uniremo qui all'interno del gruppo degli *zuccheri raffinati*. I social network sono gli ultimi alimenti arrivati in cima alla piramide mediatica. La loro comparsa sulla scena pubblica ha inizialmente diffuso speranze a tutte le latitudini per quelle che sembravano poter diventare piattaforme estremamente paritarie, libere e democratiche di produzione, circolazione e fruizione di contenuti. Purtroppo, le aspettative si sono poi scontrate con la dura realtà di business plan sempre meno «sognatori» e sempre più «rapaci», sostenuti da una velocissima diffusione tecnologica, che è andata di pari passo con la distribuzione capillare degli smartphone, su cui le app venivano installate. Tutti questi fattori messi insieme hanno totalmente snaturato il senso iniziale dell'operazione, realizzando in meno di un decennio una completa eterogenesi dei fini. La loro composizione dolcificante, ben rappresentata dalla sovrarappresentazione felina, è in grado di fornire energia immediata per l'organismo, con l'illusione che questa possa sostituire pasti completi e bilanciati. Intere fette di popolazione utilizzano come alimento unico questo tipo di zuccheri raffinati, avendo come sola fonte di informazioni proprio i social network. Così facendo vanno dritti nelle braccia della temibile *monodieta*, che espone i soggetti in questione a rischiose manipolazioni, e all'impoverimento di una flora mediatica che non è più in grado di riconoscere e allontanare i nemici dell'organismo: fake news, post-truth, hate speech e cyberbullismo.

Sono evidenti i tentativi di molti di riportare nell'alveo dell'utile e del benefico questo tipo di alimenti, ma è altresì chiaro come queste prove si scontrino con un hardware e un software che è ormai dominato dalle scelte del famigerato algoritmo, contro cui il singolo nulla può. In ambito media-dietetico è fortemente consigliata la strategia della riduzione del danno, un consumo il più possibile contingentato e limitato, vista la pervasività con cui questi zuccheri hanno invaso le abitudini quotidiane di grandi e piccini, passando per insospettabili (e spesso inconsapevoli) intellettuali, filosofi, uomini di scienza e persone comuni. È da preferire quindi un'assunzione circoscritta nei temi e nei tempi, per non superare mai la soglia di innesco (bassissima) della dipendenza.

Le 3M possono essere un buon punto di partenza: Mai appena svegli, Mai prima di coricarsi, Mai in movimento. Assumeteli esattamente nelle stesse dosi e tempi dei cucchiaini di caffè, prendete solo il meglio e lasciate i fondi dell'espresso nella tazzina.

› Contenuto di KCon – Variabile – 0-10 KCon/post/story/reel

SUPERALCOLICI – Chi è innocente in questo campo scagli la prima pietra. Nessuno può dire di non avere mai indugiato, almeno una volta nella vita, in un consumo momentaneamente inebriante, nel breve periodo euforizzante, ma sul medio e sul lungo periodo sicuramente pericoloso per l'organismo. Anche nella dieta mediatica esistono prodotti che, in piccolissime dosi, saltuariamente, possono andare incontro a delle necessità passeggere, a delle momentanee passioni, a dei «guilty pleasure» a cui nessuno è immune, ma non possono e non devono diventare lo standard della nostra alimentazione e della nostra idratazione mediatica.

❶ *TIKTOK*: Da tenere nel mobile delle bevande «attenzionate». È strutturalmente diverso dalle altre piattaforme: TikTok nasce con il principale scopo, esplicito, dell'intrattenimento molto leggero, la fruizione avviene attraverso video, preferibilmente brevi, ed è il luogo perfetto dove parcheggiare i nostri neuroni, in attesa di tempi migliori per usarli.

È consigliato consumarne una quantità limitata: poco, pochissimo, solo una tantum, e per soddisfare un bisogno sporadico e occasionale. Superati i limiti quotidiani di consumo può ingenerare dipendenza, assuefazione, e un generale abbassamento delle difese mediatiche. Piuttosto che la *fruizione*, se proprio non se ne può fare a meno, consigliamo la *produzione di contenuti*, in modo da stimolare la parte attiva del nostro cervello, e non solo quella passiva da spettatori. All'interno di un consumo consapevole del mezzo, sarebbe bene sfuggire ai contenuti troppo poveri di KCon, e valorizzare quelli attinenti a mondi creativi come la *musica*, la *moda*, o i *libri*. Vanno segnalati in particolare alcuni eroici tentativi di apportare contenuti alla piattaforma, è il caso ad esempio dei *booktoker*, influencer culturali che cercano di promuovere libri e letture sui loro profili, uno sforzo lodevole ed encomiabile, che merita il nostro rispetto. Come in tutti i mass media, anche qui il consumo orienta l'offerta, e il concentrarsi su temi e argomenti aperti, espansivi e inclusivi, aiuta a ridurre la produzione di tutto ciò che va nella direzione opposta. Va assunto sempre in concomitanza con altri alimenti e/o bevande mediatiche. TikTok non va mai preso a cervello vuoto ed è meglio non mettersi alla guida di discorsi o discussioni importanti dopo averne bevuto ingenti quantità.

› Contenuto di KCon – Variabile – 0-5 KCon/post/story/reel

SPEZIE – Non le abbiamo volutamente inserite all'interno della piramide, e non troverete domande riguardanti questo tipo di contenuti nelle schede per calcolare il vostro Indice di Massa Mediatica. Il motivo è semplice: molti mentirebbero sulla reale fruizione di queste piattaforme, ma non possiamo comunque ignorarle. Stiamo parlando dei contenuti per adulti, che spesso compaiono ai primi posti nelle classifiche dei clic di Internet. Dai grandi portali generalisti, veri e propri «imperi» economici, fino ai social come Onlyfans, che hanno innovato i modelli di business on-line, la galassia hard occupa uno spazio considerevole dello screen time di milioni di utenti. Restando su un piano strettamente «nutrizionale», il nostro consiglio non può che essere quello di aggiungere solamente un pizzico di queste spezie al vostro media mix: un po' di sapore in più ci sta, se siete curiosi, e soprattutto se cercate anche in questo campo la qualità e non la quantità, ma non sostituite mai l'esperienza reale con succedanei virtuali.

Anche perché nella frammentazione promossa dal consumo seriale tipico dell'on-line, si è perso ogni tipo di valore culturale e artistico, che pure tanta parte della letteratura erotica e del cinema di genere hanno apportato in passato al patrimonio culturale mondiale. Inoltre, soprattutto in questo ambito, e soprattutto per i più giovani, il rischio di perdere rapidamente il contatto con la realtà che vi circonda, pensando che la vita vera assomigli alle improbabili scenette riprodotte in questi video, è dietro l'angolo. Prudenza dunque: occhio alle quantità, e filiere di provenienza controllate!

› Contenuto di KCon – Variabile – 0-3 KCon/video

2
La piramide mediatica

Origini

La rappresentazione grafica di una piramide, intesa come grafico, per spiegare alla popolazione, in maniera semplice e chiara, quali consigli seguire nell'ambito dell'alimentazione, è stata molto usata negli ultimi decenni, a tutte le latitudini. Nel 1992 il ministero dell'Agricoltura statunitense diffuse la sua «piramide alimentare» ufficiale, e venne seguito poi da tanti altri enti governativi.

Come abbiamo già detto, gli anni Ottanta erano stati, a partire dagli USA, anni tremendi per il benessere alimentare: il consumo di junk food, spinto dalle pubblicità televisive, e il dilagare dei fast food, ambasciatori di uno stile di vita frenetico, adrenalinico e globalizzato, avevano raso al suolo ogni ragionamento sulla qualità del cibo e sulla sua corretta assunzione. Malattie cardiache e obesità alle stelle avevano, allora, convinto gli esperti americani a intervenire, per porre rimedio a un consumo ormai fuori controllo, e la piramide era stata una delle prime risposte: chiara, semplice, sintetica e facile da capire. Non era una dieta, era un modo diverso di concepire il consumo di cibo, per chiunque: magro, grasso, alto o basso, giovane o vecchio, era una guida buona per tutti, un inizio, un buon inizio.

LA «**PIRAMIDE ALIMENTARE**» UFFICIALE PUBBLICATA
DAL MINISTERO DELL'AGRICOLTURA STATUNITENSE, DAL 1992 AL 2005

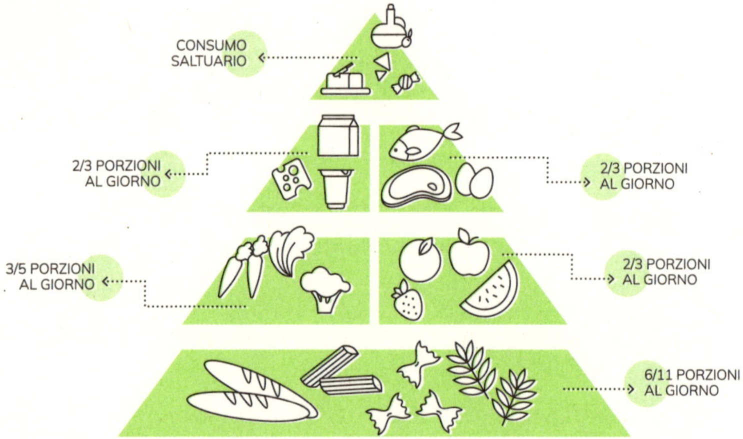

4° LIVELLO: *PANE, PASTA, RISO E CEREALI;* ***3° LIVELLO SINISTRA:*** *VERDURA;* ***3° LIVELLO DESTRA:*** *FRUTTA;* ***2° LIVELLO SINISTRA:*** *FORMAGGIO, YOGURT E LATTE;* ***2° LIVELLO DESTRA:*** *CARNE, UOVA, PESCE, FAGIOLI SECCHI;* ***1° LIVELLO:*** *GRASSI, OLI E DOLCI.*

In Italia la situazione era per fortuna diversa: forti della dieta mediterranea, e di un territorio che produceva eccellenze enogastronomiche a getto continuo, non avevamo gli stessi fattori di rischio degli americani, ma avevamo comunque imboccato il cammino dell'industrializzazione del comparto alimentare, e avevamo iniziato a importare le peggiori abitudini dei cugini d'oltreoceano. Il ministero della Salute affidò quindi, nel 2003, a un gruppo di esperti dall'Istituto di Scienza dell'Alimentazione dell'Università di Roma La Sapienza, la realizzazione della «piramide settimanale dello stile di vita italiano», da cui poi venne ricavata anche la «piramide alimentare giornaliera»:

LA «PIRAMIDE SETTIMANALE DELLO STILE DI VITA ITALIANO»

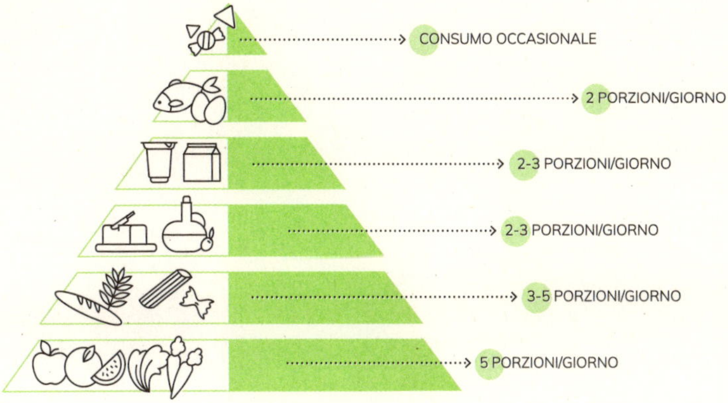

IN ORDINE DAL BASSO VERSO L'ALTO: *FRUTTA E VERDURA; CEREALI (PASTA, PANE, RISO, ECC); CONDIMENTI (OLI E GRASSI); LATTE E YOGURT; PROTEINE (CARNE, PESCE, UOVA, LEGUMI, FORMAGGI, ECC); DOLCI E SNACK.*

FONTE: ISTITUTO DI SCIENZA DELL'ALIMENTAZIONE DELL'UNIVERSITÀ DI ROMA LA SAPIENZA, 2003

I concetti di base delle tante piramidi sbucate in tutto il mondo si equivalevano e si equivalgono tutt'ora: alla base ci sono gli alimenti da consumare con maggiore frequenza, e, salendo, ci sono invece quelli da assumere più di rado, fermo restando la necessità di avere sempre e comunque un mix alimentare ricco, vario ed equilibrato. Negli ultimi due decenni, il diffondersi degli insegnamenti derivanti dalle piramidi alimentari ha fatto sì che la «cultura alimentare» di molte popolazioni del pianeta si sia sviluppata e sia cresciuta in maniera significativa, permettendo di fronteggiare cattive abitudini e malattie derivanti da consumi sbagliati e piramidi «storte».

Cosa ci può insegnare allora la storia delle piramidi alimentari? Che un altro consumo è possibile! Non solo nel settore alimentare, ma anche in quello mediatico. In questo campo, oggi, è come se fossimo in mezzo a quei tremendi anni Ottanta in cui dilagavano hamburger di carne rossa unti e affogati in salse, additivi e coloranti, mischiati con gelati al puffo blu, bevande zuccherate al di là di qualsiasi logica, e merendine che camminavano da sole.

Una piramide dei consumi mediatici

Da dove partire però per riprodurre il percorso virtuoso che abbiamo appena raccontato per il cibo, per migliorare i nostri consumi mediatici? Chi potrebbe intervenire? Una legge ad hoc, un ente governativo, un istituto di controllo, un think tank riunito sulle Alpi svizzere? Onestamente, crediamo di no. Siamo troppo «immersi» in questa nuova realtà ipermediatizzata, e sono molto pochi quelli che credono che possa essere messa in discussione, diamo tutti per scontato che questo sia il mondo dentro il quale siamo costretti a vivere.

Quando prestigiose università, servizi radiotelevisivi pubblici, multinazionali, piccoli negozi, o persino capi di governo, decidono di apparire su piattaforme private e mezzi che hanno ancora molti lati «oscuri», allora, forse, è venuto il momento di fermarsi a pensare, e valutare i pro e i contro di quello che ci sta accadendo.

Ecco perché abbiamo deciso di proporre la nostra «piramide dei consumi mediatici». Perché crediamo che possa essere un utile strumento di indirizzo, e di dibattito, per ragionare e riflettere insieme sugli effetti, positivi e negativi, che i nostri consumi quotidiani hanno su di noi come singoli individui, e sulla società nel suo complesso. Perché mezzi straordinari e avanzatissimi come quelli che abbiamo a disposizione ogni giorno possano essere utilizzati, non con l'unica logica del profitto e della sopraffazione, ma per il progresso del genere umano, per migliorare le nostre vite, e per garantire un futuro dignitoso alla nostra specie (che non riguarda video di gattini che cadono dal divano, per intenderci).

Ed ecco, allora, la «nostra» piramide:

LA «PIRAMIDE DEI CONSUMI MEDIATICI»

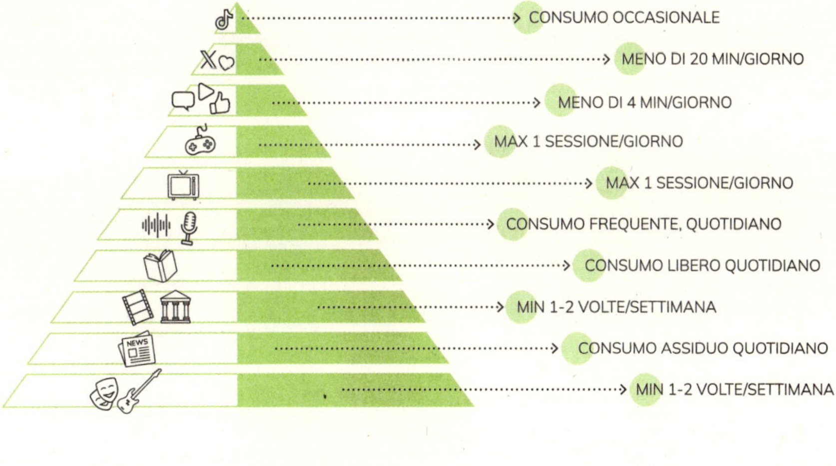

IN ORDINE DAL BASSO VERSO L'ALTO: *TEATRO E CONCERTI; GIORNALI DI CARTA; MUSEI E CINEMA; LIBRI; RADIO E PODCAST; TELEVISIONE; VIDEOGAME; WHATSAPP, YOUTUBE E FACEBOOK; X E INSTAGRAM; TIKTOK.*

Ovviamente, le posizioni all'interno della stessa sono figlie delle riflessioni sugli alimenti fatti nel precedente capitolo, e i suggerimenti che ci permettiamo di dare, in quanto «nutrizionisti dei media», andranno poi calibrati e personalizzati a seconda dei profili di ognuno dei nostri lettori. La piramide è una mappa per orientarsi in un territorio complesso, ma ognuno potrà poi scegliere il percorso più adatto a seconda del proprio Indice di Massa Mediatica (che calcolerete nel prossimo capitolo) e delle proprie caratteristiche.

La nostra piramide suggerisce dei modelli di consumo generalisti, che pensiamo possano valorizzare i singoli mezzi, e soprattutto il corretto assorbimento dei KiloContenuti. Quanto più la vostra curva di fruizione mediatica assomiglia a questa piramide, tanto più riuscirete a trovare un equilibrio cognitivo tra voi e la società nella quale vivete. Squilibri crescenti nella distribuzione piramidale causeranno invece fenomeni di denutrizione/saturazione mediatica, scarsa capacità di comprensione del reale, iper/sotto-rappresentazioni, dipendenza «social», e apatia «sociale».

Il cambiamento mediatico: come stiamo consumando ora?

La domanda sorge spontanea: ma ora, quale «piramide» rappresenta i nostri consumi mediatici? Cosa guardiamo, leggiamo, scrolliamo? Veramente la situazione adesso è così grave come l'abbiamo dipinta nelle pagine precedenti, o è solo un'impressione soggettiva, frutto di un pregiudizio luddista e antitecnologico?

Purtroppo i dati parlano chiaro: al momento, se guardiamo agli Stati Uniti, Paese che di solito ci precede di qualche anno nelle modalità di consumo, la piramide mediatica è letteralmente a testa in giù! È esattamente il contrario di quello che pensiamo dovrebbe essere: i consumi mediatici sono invertiti rispetto alla nostra proposta di dieta mediatica equilibrata:

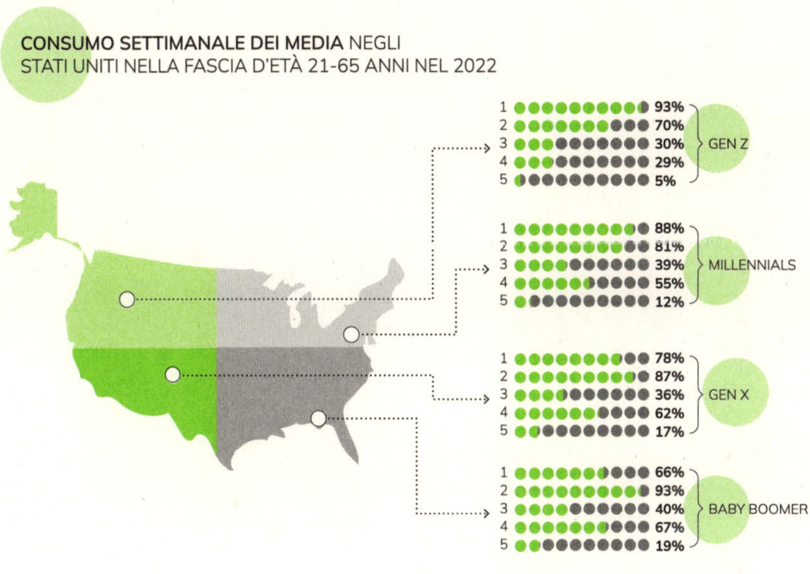

1: *SOCIAL MEDIA;* **2:** *TV;* **3:** *GIORNALI ON-LINE;* **4:** *RADIO;* **5:** *GIORNALI CARTACEI.*

Come vedete in questo grafico, in cui si confrontano quattro generazioni (Gen Z, Millennials, Gen X, Baby Boomer): partendo dai più giovani, dalla Gen Z, il consumo mediatico più alto, la base della piramide, riguarda con un clamoroso 93% i social media, poi la televisione, poi i siti di informazione, a seguire la radio, e buoni ultimi i quotidiani. Il sorpasso della radio sui siti on-line avviene solo a partire dai Millennials, e la televisione supera i social solo con la Gen X e con i Baby Boomer, ma nemmeno tra questi i quotidiani superano più i siti di informazione. Se convertissimo il grafico in piccole piramidi, vedremmo come tra i più giovani la nostra piramide ideale sarebbe proprio invertita, mentre salendo con l'età ci si avvicina, ma di poco, a un consumo più consapevole.

IL GRAFICO SEGUENTE MOSTRA COME **GLI STATUNITENSI DI DIVERSE FASCE D'ETÀ VENGONO A CONOSCENZA DELLE NOTIZIE**

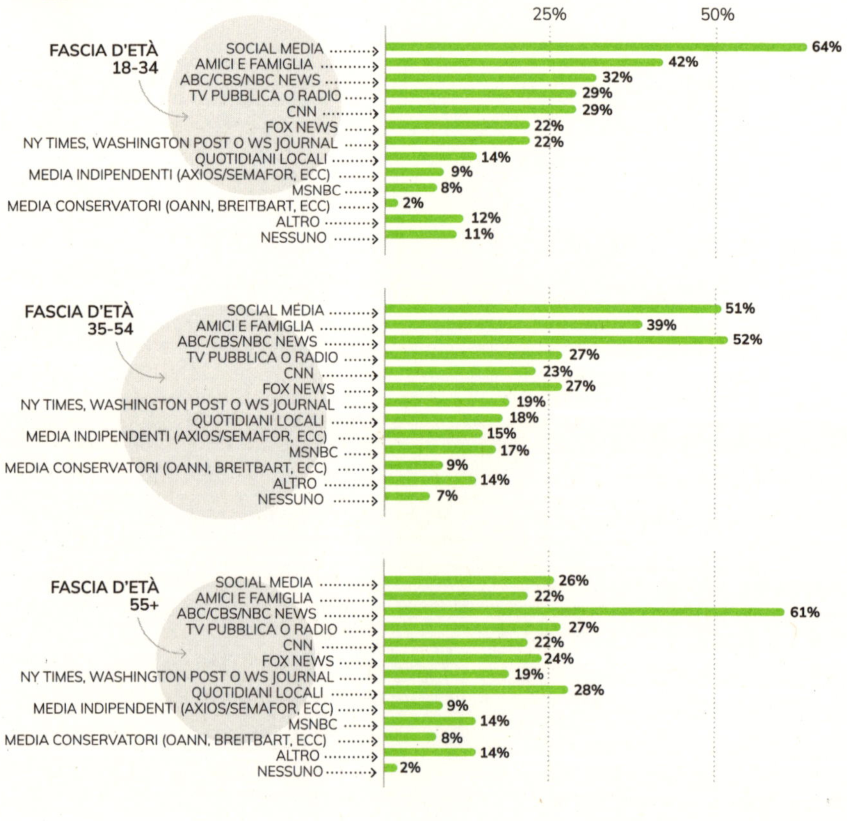

FONTE: IPSOS CONSUMER TRACKER, APRILE 2024

Lo stesso dato è confermato da un'altra recentissima analisi, questa volta di Ipsos, in cui è evidente come la frattura generazionale under 35/over 55 sia molto marcata quando si tratta di news e di dove trovarle: i ragazzi prediligono, di gran lunga, i social network e il «passaparola» nella propria cerchia di amicizie, mentre gli altri si affidano ancora, in primis, ai grandi network tv (ABC, CBS, NBC), e ai quotidiani locali.

Un ulteriore elemento, che racconta bene la differenza di struttura della piramide giovani/anziani, è dato da un'altra ricerca del 2021, sempre di Ipsos, sulla popolazione statunitense, in cui si evidenzia il mezzo tramite il quale si guarda la televisione:

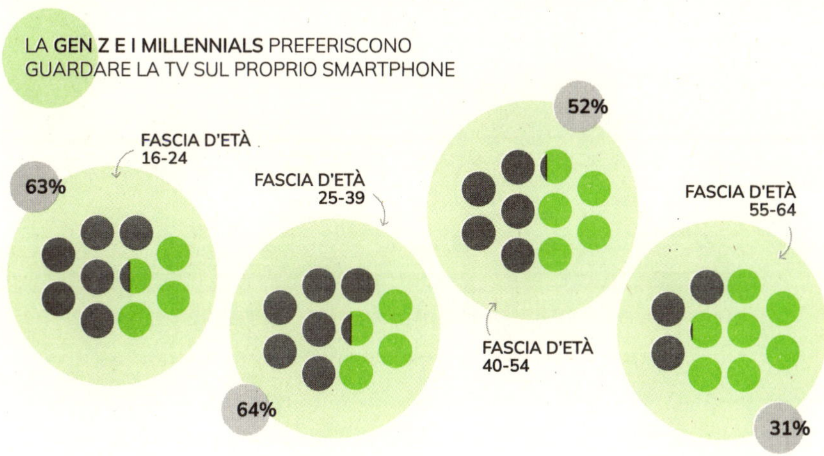

FONTE: IPSOS TV DAILIES, SETTEMBRE 2021

Gen Z e Millennials usano lo smartphone come uno schermo televisivo, molto più di chi è over 50. A parità di consumo, il tipo di fruizione fa la differenza: è più facile concentrarsi, capire, e apprendere delle informazioni da uno schermo tv, piuttosto che da uno schermino sul quale continuano ad apparire notifiche, mentre magari ci si muove da un posto all'altro. Inoltre, il consumo su smartphone è sicuramente più «solitario», mentre la fruizione classica da tv comprende anche gruppi di ascolto legati al nucleo familiare/amicale.

Insomma, la piramide reale non solo sta peggiorando quantitativamente, ma anche qualitativamente: guardare un film in salotto sul divano con altri esseri umani è molto diverso dal guardare lo stesso film sullo schermo di un cellulare in metropolitana o camminando per strada.

Qualora servissero altri dati, ecco qui di seguito come è cambiata la dieta del pubblico americano negli anni Dieci di questo secolo, in un'interessante tabella di riassunto di Zenith.

Come vedete, siamo andati esattamente nella direzione opposta a quella che auspichiamo.

I cambiamenti avvenuti nel grafico in soli dieci-quindici anni sono incredibili: mutamenti così rapidi nei nostri modelli di consumo non hanno pari nella storia dell'umanità e, se non sono accompagnati da necessarie riflessioni sul senso di queste trasformazioni, rischiano di lasciarci esposti, come specie e come società, a danni incalcolabili.

Ci troviamo senza difese di fronte a uno «tsunami» quotidiano di dati che tutto distrugge, a partire dalle fasce più deboli e meno strutturate della popolazione, e quel che più

ECCO **COM'È CAMBIATA LA DIETA MEDIATICA** DEL PUBBLICO USA DAL 2011 AL 2021. L'UTILIZZO DEGLI SMARTPHONE È SCHIZZATO ALLE STELLE SOTTOLINEANDO **QUANTO IL PUBBLICO SI SIA ALLONTANATO DAI MEDIA OFF-LINE**

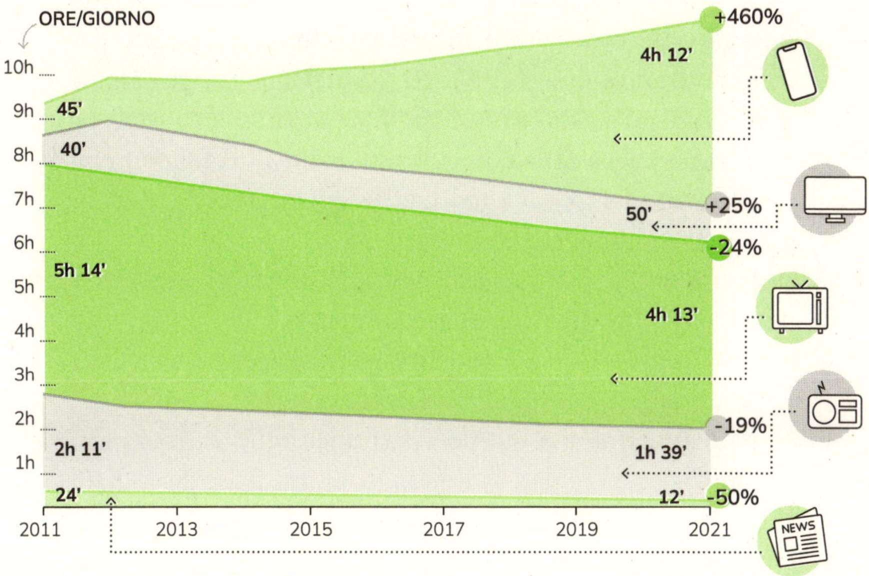

FONTE: ZENITH MEDIA

preoccupa, è che questa marea non solo non accenna a diminuire, ma cresce, anno su anno, in maniera esponenziale.

Troppo schermo, troppo spesso

Il grafico che abbiamo appena visto evidenzia con grande chiarezza il principale problema della dieta mediatica attuale: c'è troppo screen time, a tutte le età, a partire dai più piccoli. Nel 2011 negli Stati Uniti, lo screen time quotidiano si aggirava intorno alle sei ore e mezza, con cinque ore e un quarto di televisione, mentre ora siamo intorno alle nove ore e mezza con una sostanziale parità tra tv e mobile (4h12'-13'). In proporzione, anche i dati italiani seguono questa logica: lo smartphone ha radicalmente cambiato le nostre azioni quotidiane, con una presenza ossessiva nel nostro giorno medio. Secondo i dati di SlickText dell'aprile 2024, negli USA il 42% dei Millennials non riesce a stare più di cinque ore senza controllare i propri social, nemmeno mentre dorme! La metà di questa fascia d'età afferma di svegliarsi nel cuore della notte per guardare il telefonino.

E quante volte al giorno controlliamo il nostro smartphone? Secondo i dati di Reviews.org, tra il 2022 e il 2023 si oscillava tra le 144 e le 344 volte al giorno.

Se fossimo in ambito clinico parleremmo apertamente di dipendenza ossessivo-compulsiva: vi viene in mente un'azione, che non ha a che fare con il respirare, che eseguite 150 volte in un giorno? Vuol dire come minimo dieci volte in un'ora. Praticamente ogni cinque minuti, per tutto il giorno, dal minuto uno in cui vi svegliate a quando andate a letto, mentre lavorate, mangiate, fate sport, mentre espletate le vostre funzioni fisiologiche, mentre guardate la televisione o siete dal dentista. Ogni cinque minuti di media, ogni giorno. È spaventoso. Pensateci, a parte respirare, non c'è nulla che fate più frequentemente.

Secondo una ricerca della Michigan Medicine University, i teenager ricevono ogni giorno 240 notifiche di media sul loro telefonino, e di queste un quarto arriva durante le ore di scuola, e un 5% di notte. In questo grafico di Vevo e Publicis Media si vede come la Gen Z si svegli con TikTok e vada a dormire con YouTube e Netflix.

LA DIETA MEDIATICA DELLA GEN Z, LA QUALE TRASCORRE MOLTO TEMPO DAVANTI A UNO SCHERMO

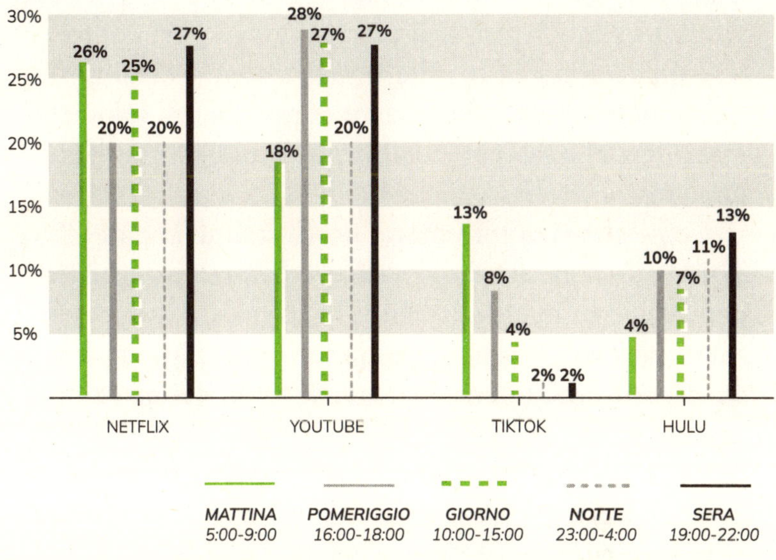

FONTE: VEVO E PUBLICIS MEDIA

Più in generale l'89% degli americani controlla il telefonino come prima cosa appena svegli, al massimo entro dieci minuti dopo avere aperto gli occhi, il 75% usa lo smartphone in bagno, il 67% mentre pranza o cena, il 46% ha sintomi di ansia e panico quando la batteria scende sotto il 20% o quando un'altra persona usa il proprio device. E per aggiungere dolore al dolore: il 45% usa abitualmente il cellulare anche durante un primo appuntamento romantico.

Ossessione o possessione?

La domanda è lecita: quando si concede a uno strumento, indubbiamente frutto dell'ingegno umano, un controllo così totale e assoluto delle nostre azioni e delle nostre menti, possiamo ancora parlare di ossessione, o dovremmo cedere alle categorie del sovrannaturale e usare il termine *possessione*?

Come altro definire un rapporto con un apparecchio inanimato in grado di sovvertire le naturali priorità, che per decine di migliaia di anni hanno costituito la scala gerarchica del nostro agire quotidiano? Fin dai tempi della preistoria, l'uomo e i suoi antenati hanno sempre avuto come prima urgenza fisica, di sopravvivenza mattutina, il correre verso la toilette, e la ricerca immediata di cibo e bevande per riacquistare le forze dopo la notte. Dopo essersi garantito anche la sicurezza fisica dalle belve feroci, prima con il fuoco e le caverne, poi con abitazioni più sicure, l'essere più intelligente del pianeta si è sempre assicurato al risveglio la possibilità di consumare velocemente del cibo per iniziare la giornata. Quale forza ultraterrena, occulta, sovrumana, diabolica ha potuto sovvertire questo equilibrio naturale? Possibile che ci siamo fatti imporre una nuova agenda del risveglio dalla necessità di controllare se Leprotto87 ha messo un cuore alla foto (sicuramente taroccata) del mio esercizio in palestra? Possibile che il pasto più importante della giornata, la colazione, passi in secondo piano, rispetto al video del ricco tatuato che si appende come Tarzan al boma della sua barca a vela? Cosa ci è successo? Bastano le finezze del marketing a spiegare tutto questo, o non sarebbe meno umiliante per la nostra specie immaginare un complotto interplanetario di alieni che stanno preparando l'invasione del nostro corpo celeste, con strumenti di controllo mentale, evidentemente efficacissimi?

Proprio per questo è sempre più urgente capire quanto siamo «in forma» per provare a riequilibrare la nostra piramide mediatica, vivere meglio, e fermare l'imminente invasione!

3
Quanto siete «in forma»?

Il vostro Indice di Massa Mediatica

Quanto sono diversi lo stomaco e il nostro cervello? Poco, pochissimo, meno di quanto si pensi: entrambi vanno nutriti, entrambi vanno saziati, e il loro benessere coinvolge in maniera molto simile tutti gli altri organi del nostro corpo. Solo che possono essere riempiti con elementi piuttosto diversi e, a seconda delle diete che seguiamo, il nostro corpo cambia, muta forma, diventa più o meno agile e scattante. Non solo dal punto di vista «muscolare» o del grasso in eccesso, diventa più o meno veloce nei pensieri, più o meno rapido nei ragionamenti, nelle intuizioni, diventa più o meno indolente intellettualmente. Avete presente l'espressione «intestino pigro»? Ecco, siamo arrivati al punto in cui per combattere «l'intestino pigro» ricorriamo a miliardi di fermenti e probiotici, siamo ossessionati dalla salute della nostra flora batterica e non ci accorgiamo che stiamo condannando le nostre povere sinapsi, le nostre sventurate cellule cerebrali, al digiuno e all'abbandono. Stiamo consapevolmente desertificando il nostro intelletto, mentre fertilizziamo e concimiamo con cura maniacale il nostro apparato digerente.

Se da un lato, però, è semplice rendersi conto di quanto siamo «in forma» dal punto di vista fisico, è molto meno facile rendersene conto dal punto di vista «mediatico», ed ecco allora che arriva in nostro aiuto il primo strumento appositamente creato e pensato per quantificare il nostro Indice di Massa Mediatica (IMM).

Esattamente come accade per l'Indice di Massa Corporea (IMC), l'IMM ci fornisce un numero chiaro e semplice, grazie al quale è possibile fare una prima diagnosi sullo stato dei nostri consumi mediatici. Come ci insegna il ministero della Salute, l'IMC combina il peso e l'altezza di un individuo e, in quanto indicatore di studi di popolazione, non è in grado di valutare la reale composizione corporea, così come non permette di conoscere la distribuzione del grasso corporeo nell'individuo. Ci dice, però, a quale sottogruppo apparteniamo: grave magrezza, sottopeso, normopeso, sovrappeso, oppure obesità di classe uno, due o tre.

L'IMM invece ci fornisce un numero, grazie a un'analisi approfondita dei nostri consumi mediatici, e in base agli stessi è incredibilmente in grado di capire quanto abbiamo bisogno di modificare, o no, la nostra dieta mediatica.

Il calcolo del vostro IMM va svolto in una situazione di grande serenità e pace interiore: prendetevi almeno mezz'ora per rispondere alle sedici domande in questione. A ogni domanda corrisponde un punteggio che, una volta sommato, o detratto, al totale, darà il numero finale del vostro Indice di Massa Mediatica.

Qui di seguito il questionario, con i dettagli di ogni singola domanda.

Fondamentale per la buona riuscita dell'analisi è che rispondiate con grande, assoluta, totale sincerità. Imbrogliare non serve, non vale, e non ha nessun senso. Se siete arrivati fino a qui, significa che c'è qualcosa che non vi convince del vostro menu quotidiano, magari è una sensazione, potrebbe essere solo la necessità di un piccolo ritocco ai vostri consumi, oppure semplicemente un periodo di sbandamento dovuto a una spiacevole situazione lavorativa, o affettiva. Insomma, nulla di grave, ma pur sempre qualcosa che vale la pena esplorare, perché lo sbilanciamento del media mix è subdolo, silenzioso, diabolico e sotterraneo.

Ci si sveglia una mattina e si scopre che l'ultima volta che abbiamo sfogliato una rivista risale ai tempi in cui si pagava ancora con le lire. Si chiede al proprio partner se vuole un caffè dopo cena, poi si devia lo sguardo sullo schermo del telefonino, e lo stesso sguardo torna sul mondo reale e sugli affetti più cari solo dopo tre-ore-tre, in cui ci è passato davanti l'intero catalogo delle inutilità umane, gli stati d'animo di persone mediamente sconosciute, le foto di improbabili maître à penser della modernità, generalmente svestiti, e un campionario terrificante di risse verbali, retorica e luoghi comuni, di cui non sentivamo alcun bisogno.

Oppure volete provare a capire perché siete sempre più ansiosi, sempre meno riflessivi, perché vi sembra spesso di essere «guidati» attraverso percorsi già prestabiliti, perché avete perso la gioia dello stupore, e dell'inaspettato. L'analisi del vostro IMM è un primo passo per condurvi attraverso un percorso di consapevolezza e liberazione, che vi aiuterà a ritrovare il controllo di quello che offrite in pasto al vostro cervello. Visualizzare il vostro IMM vuol dire sapere da dove partire per far tornare quel numero sotto la soglia del pericolo, e anzi per farlo rientrare sempre di più nello spazio della virtù e della conoscenza.

Leggere e interpretare il tuo IMM

Il tuo IMM è un numero, un numero strettamente legato ai tuoi attuali comportamenti, un numero che deriva da scelte precise, coscienti e non coscienti (spesso incoscienti), un numero che può, e deve, cambiare, se si trova nel range giallo-arancione-fucsia-rosso. Questo numero ci fornisce, però, anche molti elementi per capire la composizione del nostro media mix e il suo eventuale sbilanciamento: è possibile infatti per ogni IMM associare un grafico a torta, che ben rappresenta l'insieme dei nostri consumi e la distribuzione dei diversi elementi assorbiti nell'arco di un mese, in modo da programmare una dieta mediatica che riporti al centro del processo mediatico-digestivo il singolo come *soggetto*, che sceglie, spilluzzica e divora, e non come *oggetto*, che viene scelto, guidato, e sfruttato.

Inoltre, il calcolo dei KiloContenuti, che si abbina a ogni IMM, ci permette di strutturare delle proposte dietetiche precise personalizzate per ogni singola persona, a seconda dei suoi fabbisogni sull'asse informazione/intrattenimento.

Nei prossimi capitoli, esamineremo alcuni esempi di Indici di Massa Mediatica e partiremo da questi per elaborare le nostre strategie di ribilanciamento mediatico.

Mi raccomando, niente panico, se stiamo uniti, ci possiamo salvare.

ANALISYS

INSERISCI IN OGNI BOX LA TUA RISPOSTA!

1. SCREEN TIME SMARTPHONE

IL NUMERO DI ORE IN CUI GUARDI LO SCHERMO DEL TUO TELEFONINO

ORE	0-1	1-2	2-3	3-4	4-5	>5
PUNTI	-50	-20	0	+20	+50	+100

2. NUMERO DI ATTIVAZIONI SCHERMO

INDICA IL NUMERO DI VOLTE IN CUI SBLOCCHI LO SCHERMO

0-50	50-80	80-100	100-150	>150
-20	0	+30	+50	+100

3. SCREEN TIME DESKTOP

QUANTE ORE PASSI DAVANTI ALLO SCHERMO DEL COMPUTER PER SVAGO O PER LAVORO

0-1	1-2	2-3	3-4	4-5	>5
-50	-30	0	+20	+50	+100

4. TV TIME

QUANTE ORE PASSI DAVANTI ALLO SCHERMO DI UN TELEVISORE, ESCLUSI I VIDEOGAME

0-1	1-2	2-3	3-4	>4
-30	0	+20	+50	+100

5. GAME TIME

QUANTE ORE AL GIORNO VIDEOGIOCHI, SU QUALSIASI DEVICE

0-1	1-2	2-3	3-4	>4
-30	0	+20	+50	+100

6. SOCIAL NETWORK

QUANTI SOCIAL NETWORK UTILIZZI (FACEBOOK, INSTAGRAM, X, TIKTOK)

1	2	3	4
+30	+40	+50	+60

7. N° MESSAGGI WHATSAPP

IL NUMERO DI MESSAGGI SU WHATSAPP CHE RICEVI OGNI GIORNO

AGGIUNGI IL NUMERO CORRISPONDENTE AL NUMERO DI MESSAGGI (AD ES. 100 MESSAGGI = +100 PUNTI)

8. TELEGIORNALI

QUANTI TELEGIORNALI DI ALMENO 15 MINUTI SEGUI IN UN GIORNO

SEGNA -10 PUNTI PER OGNI TG DI ALMENO 15 MINUTI SEGUITO

ANALISYS

9. GIORNALI SU CARTA/ON-LINE

QUANTI GIORNALI DI CARTA O IN DIGITALE LEGGI AL GIORNO

SEGNA -10 PUNTI PER OGNI GIORNALE CARTACEO O DIGITALE LETTO

10. RADIO

QUANTE ORE DI RADIO ASCOLTI IN UN GIORNO

SEGNA -5 PUNTI PER OGNI ORA DI RADIO ASCOLTATA

11. PODCAST

QUANTI PODCAST DI UNO O PIÙ PUNTATE ASCOLTI IN UN MESE

SEGNA -10 PUNTI PER OGNI PODCAST ASCOLTATO

12. LIBRI

QUANTI LIBRI LEGGI IN UN MESE

SEGNA -15 PUNTI PER OGNI LIBRO LETTO

13. CINEMA

QUANTE VOLTE VAI AL CINEMA IN UN MESE

SEGNA -5 PUNTI PER VOLTA IN CUI SEI ANDATO AL CINEMA

14. TEATRO

QUANTE VOLTE VAI A TEATRO IN UN MESE

SEGNA -10 PUNTI PER VOLTA IN CUI SEI ANDATO A TEATRO

15. CONCERTI

A QUANTI CONCERTI, DI QUALUNQUE TIPO DI MUSICA, ASSISTI IN UN MESE

SEGNA -5 PUNTI PER VOLTA IN CUI SEI ANDATO A UN CONCERTO

16. MOSTRE/MUSEI

QUANTE MOSTRE E/O MUSEI VISITI IN UN MESE

SEGNA -10 PUNTI PER OGNI MOSTRA O MUSEO CHE HAI VISITATO

17. MUSICA REGISTRATA

QUANTA MUSICA ASCOLTI OGNI GIORNO?

SEGNA -5 PUNTI PER OGNI ORA ASCOLTATA

PUNTEGGIO TOTALE:

Risultati:

<0 MEDIASNELLO: È il profilo migliore, quello più «leggero», quello che permette al nostro cervello di elaborare con i giusti tempi le informazioni, quello in cui la dieta mediatica è perfettamente bilanciata, e in cui gli ingredienti sono di alta qualità. Il profilo Mediasnello è in grado di elaborare un pensiero critico autonomo, di scegliere i propri consumi culturali e mediatici in base a riflessioni semplici, o articolate. È orientato nel tempo e nello spazio, anche in quello virtuale, ed è solitamente interessato alle relazioni fisiche e sociali con altri esseri umani. Prende il meglio di quello che la tecnologia offre per svolgere in maniera efficiente i compiti a cui è preposto, ma non è succube di un pensiero tecnocrate, riesce a tenere a distanza le sirene di chi spaccia soluzioni semplici a problemi multiformi, rifugge le vie banali per camminare con passo fermo sul sentiero della complessità. Ama la pluralità e la diversità dei consumi, legge riviste, libri e quotidiani (anche in edizioni digitali, nel caso), va al cinema, a teatro e ad ascoltare musica. Si tiene informato con la radio, e con i telegiornali, non disdegna un bel programma o un film in televisione, si tiene in contatto con gli amici attraverso telefonate, mail o brevi messaggi funzionali a organizzare delle occasioni di convivialità. Non ama i social network, sfrutta Internet per semplificare il suo lavoro, ed è convinto che una bella mostra valga più di mille post.

0-50 NORMOMEDIA: È un profilo abbastanza diffuso, ma sempre più in pericolo. Riguarda quelli che hanno un rapporto equilibrato con il proprio media mix, ma potrebbero facilmente scivolare nell'obesità mediatica senza nemmeno rendersene conto. È una specie in via di estinzione: le ultime trasformazioni della rete richiedono comportamenti sempre più radicali, le app in cerca di profitto pretendono la tua presenza costante, combattono per avere la tua attenzione, in maniera ogni giorno più aggressiva. Non puoi stare «solo» su un social network, devi postare di continuo, devi mettere like, devi essere sempre connesso, tu Normomediatico sei lo *gnu malato*, sei la vittima predestinata dei cacciatori digitali. Il Normomediatico, però, riesce a opporre a tutto questo una routine che comprende delle alte difese media-immunitarie: spesso, infatti, utilizza la sua appartenenza a solide comunità reali o virtuali per controbattere ai tentativi di chi lo vorrebbe isolare dal branco, e quindi «attaccarlo» più facilmente. Pratica sport, ascolta programmi radiofonici o guarda programmi tv, fortemente identitari, in cui si può rispecchiare, e dove trova grande corrispondenza di amorosi sensi con il gruppo dei pari. Ama la musica, è fan di band e cantanti. Il Normomediatico è l'anello di congiunzione tra il secolo passato e l'attuale, ed è fondamentale perché rappresenta l'approccio razionale alla modernità, che si oppone all'abbandono fideistico, praticato da chi invece ha un IMM più alto.

50-100 SOVRAMEDIA: È il primo campanello di allarme, il media mix inizia a essere sbilanciato, i valori degli esami mediatici superano le soglie d'allerta. In questo gruppo si notano sostanziali differenze nelle capacità di ritenzione delle informazioni, e nelle abilità di elaborazione delle stesse, rispetto ai due gruppi precedenti. L'impatto dei consumi della parte alta della piramide mediatica si fa preponderante, la dieta si basa su ingredienti troppo volatili e troppo poco solidi. I primi consumi sacrificati da questo gruppo riguardano i contenuti testuali, che sono i primi a saltare. Libri, giornali, riviste, scompaiono dall'alimentazione quotidiana, a favore di serie tv e intrattenimenti on-line in grado di catturare l'attenzione di questi soggetti per svariate ore al giorno. Il tragitto casa-lavoro, qualora preveda il pendolarismo e i mezzi pubblici di trasporto, si trasforma in una bolla nella quale si desidera tornare il prima possibile per fruire dei contenuti sopracitati attraverso lo smartphone. Esistono ancora dei momenti di lucidità in cui si cerca di tornare sui propri passi, e recuperare parte del tempo perduto; questo accade soprattutto in occasioni di rottura della routine quotidiana, ad esempio durante i periodi di vacanza, in cui si sperimenta un «ritorno alle origini», una sorta di «rehab» mediatico forzato. Per questi soggetti occorre una discreta forza di volontà e una convinta presa di coscienza dei vantaggi, che potrebbero ottenere rientrando in valori «mediatici» più consoni.

100-250 OVERMEDIA: Per questo gruppo diventa difficile gestire in maniera «normale» la propria giornata. La dieta è totalmente invertita, capovolta, a testa in giù, questi soggetti hanno letteralmente ribaltato quello che è un consumo mediatico equilibrato e consapevole, a favore di una fruizione incontrollata, impulsiva, istintiva, volta a soddisfare i bisogni immediati, senza preoccupazione alcuna per gli effetti a breve, medio e lungo termine. Con questi numeri sono pressoché scomparsi libri, podcast, giornali e teatro. Se si va al cinema, non si riesce a restare concentrati per tutta la durata del film e si consulta in maniera compulsiva il telefonino, senza nemmeno preoccuparsi del fastidio arrecato agli altri spettatori. La presenza on-line nei social network diventa ossessiva, si passano ore intere a «scrollare» i post, le storie e le foto di estranei. Non si cercano più le fonti tradizionali per ottenere informazioni su quello che accade nel mondo, il filtro attraverso cui si guarda la realtà tutta è ormai quello dei social network. Questo è il terreno scivoloso in cui possono proliferare fake news, manipolazioni e narrazioni «alternative» e infondate dei fatti. Il tempo dedicato a questi consumi mediatici è infatti inversamente proporzionale a quello dedicato allo studio e agli approfondimenti, e quindi a un'analisi meno superficiale di quello che accade nel mondo e intorno a noi.

>250 MEDIATILT: È la dipendenza totale e assoluta, vuol dire essere in balia della parte alta della piramide, vuol dire avere affidato il 90% del nostro pensiero a una straordinaria macchina costruita per catturare la nostra attenzione e per trattenerla con i mezzi più spietati e diabolici mai creati dall'uomo come… Le foto e i video dei gattini! Nessun filosofo, politico, futurologo, nessuno scienziato dei decenni passati, nemmeno il più folle, avrebbe mai pensato che per ottenere la completa, piena, incondizionata resa dei cuori e delle menti delle moderne società occidentali, non sarebbe servita l'atomica di Oppenheimer, ma più semplicemente dei cuccioli di gatto e dei balletti sgraziati. Questa fascia di popolazione è ormai proiettata in un consumo che la porta sempre più lontano dalla realtà e dall'esperienza fisica della realtà stessa. La fruizione dei media tradizionali è pressoché scomparsa a favore di una connettività esasperata, attraverso cui tutto passa e tutto viene elaborato. Gli algoritmi, che indirizzano i consumi on-line, diventano le guide onnipotenti attraverso cui viene esperita la realtà in ogni sua forma. Le stesse relazioni sociali diventano secondarie rispetto al driver digitale che tutto ordina e dispone. Persino l'emotività si attraversa con la mediazione dello *schermo* del computer o del telefonino, senza più uno «*schermo*» dei sentimenti a proteggere il privato, l'io, il personale, che viene condiviso, esposto, esibito, senza scudi o difese. Il tempo della riflessione e dell'elaborazione viene azzerato in favore di un presente continuo, in cui conta più l'esibizione di una compiacente partecipazione, che un pensiero critico e sensato.

4
Tutti a tavola

I commensali

Come mangiamo? Male. Come prepariamo il nostro cibo mediatico? Malamente. Per il resto, bene.

Quella che a prima vista potrebbe sembrare una débâcle dalla quale è impossibile riprendersi, in realtà potrebbe trasformarsi nell'inizio del nostro riscatto. Il motivo è presto detto, è difficile fare peggio di come stiamo facendo oggi: abbiamo routine di fruizione mediatica sconclusionate, la nostra attenzione alla qualità delle materie prime è sempre più bassa, e intorno a noi prolificano e si moltiplicano profili sempre meno qualificati di *creatori* o *ripetitori* di contenuti sempre più dozzinali e scadenti. L'ambiente che ci circonda è il regno della mediocrità, l'aumento dei mezzi di comunicazione ha comportato il progressivo impoverimento dei KCon trasmessi. Che fare quindi? Innanzitutto, capire dove stiamo sbagliando, analizzare a fondo il modo in cui ci nutriamo e capire come possiamo migliorare, partendo da un dato: non sempre «di più» fa rima con «meglio».

Chi c'è seduto a tavola? Diamo un'occhiata ai numeri e

al pubblico globale: partiamo con il consumo che è ormai diventato il più rilevante, quello digitale.

Su 8,08 miliardi di abitanti del pianeta, quasi il 70% possiede un cellulare, 5,3 miliardi di persone usano Internet, e per la prima volta, nel 2024, le identità digitali apparse su tutti i social network sommati hanno superato i 5 miliardi di persone.

Mediamente, nel mondo, le persone passano sei ore e quaranta minuti ogni giorno su Internet! Tra chi naviga, praticamente la totalità (96,5%) accede alla rete con un telefonino, mentre il 61,8% lo fa anche con un computer, si naviga molto di più nelle città rispetto alle aree rurali e hanno più accesso alla rete gli uomini delle donne (63% vs 69%).

I DATI RELATIVI ALL'**UTILIZZO DI INTERNET** NEL MONDO

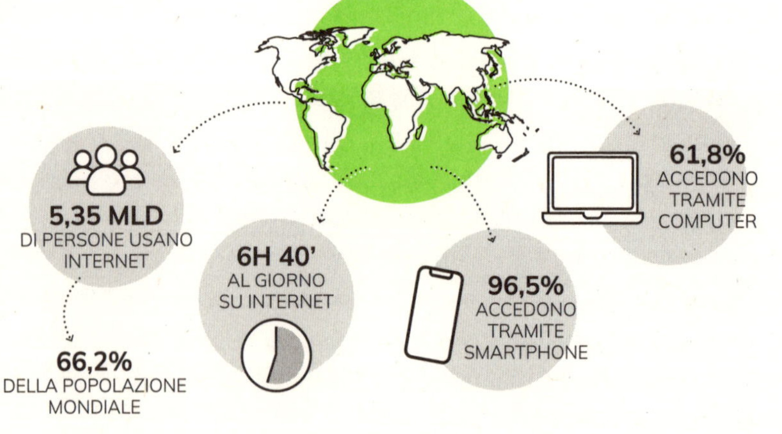

FONTE: ITU, GSMA INTELLIGENCE, EUROSTAT, 2024

I PAESI NEL MONDO **DOVE SI PASSANO PIÙ ORE AL GIORNO SU INTERNET**, NELLA FASCIA D'ETÀ 16-64 ANNI

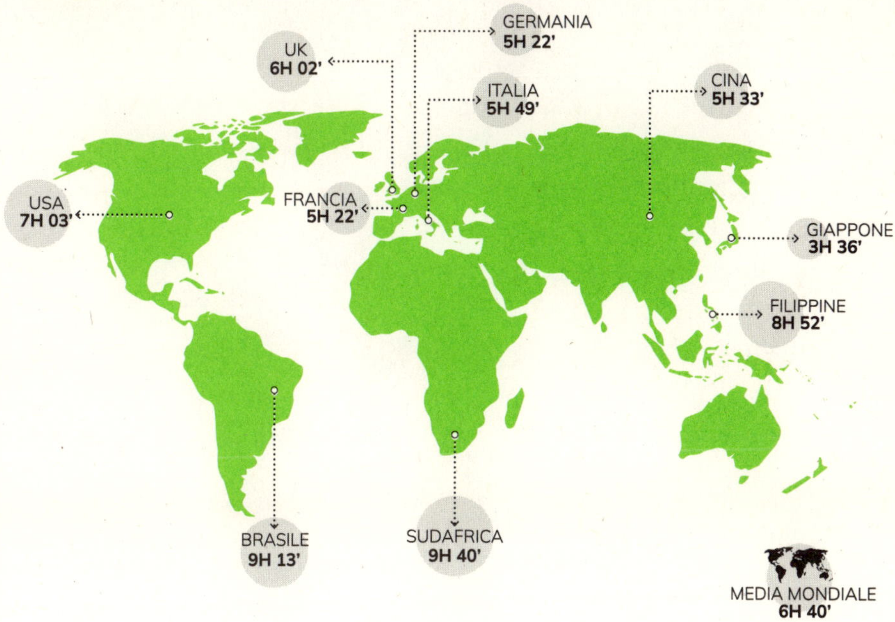

FONTE: ITU, GSMA INTELLIGENCE, EUROSTAT, 2024

I Paesi dove si passano più ore al giorno attaccati alla rete sono il Sudafrica (9h40'), il Brasile (9h13'), e le Filippine (8h52'), mentre l'Italia con il suo 5h49' è nella parte bassa della classifica. Le nostre quasi sei ore connessi si dividono praticamente a metà: per tre ore siamo connessi con uno smartphone e per altre tre ore con un computer o un tablet.

Un dato che colpisce è la scarsa differenza di tempo passato on-line tra le diverse fasce di età: su scala globale

ECCO COME GLI ITALIANI IMPIEGANO IL TEMPO SU INTERNET QUOTIDIANAMENTE

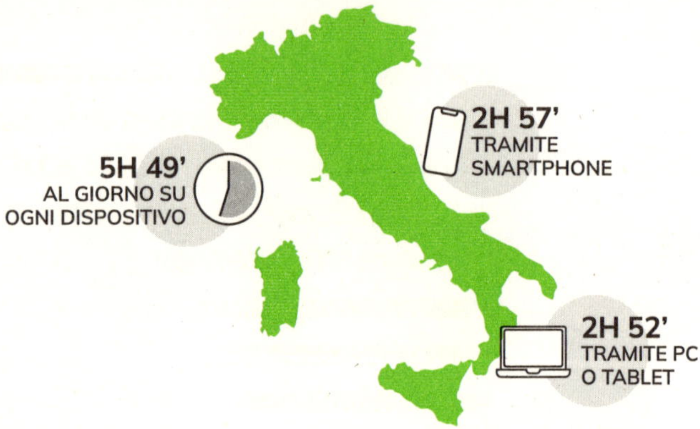

FONTE: ITU, GSMA INTELLIGENCE, EUROSTAT, 2024

si va dalle 7h-7h15' dei gruppi tra i 16 e i 34 anni, alle 6h-6h30' di quelli fino ai 54 anni. Solo dopo si scende un po', ma non così tanto, e ci si stabilizza intorno alle 5h15'. Questo significa che la rivoluzione digitale, non solo non è un pranzo di gala, ma non è nemmeno una merenda da ragazzini: in meno di venti anni ha coinvolto la popolazione mondiale nel suo insieme, non è una questione generazionale, e riguarda tutti gli abitanti del pianeta.

Cosa si mangia?

Dopo che ci siamo seduti a tavola, una volta on-line, che cosa facciamo? Quali siti e quali app usiamo? Se guardiamo

GENERI DI **SITI VISITATI E APPLICAZIONI UTILIZZATE** NEL MONDO

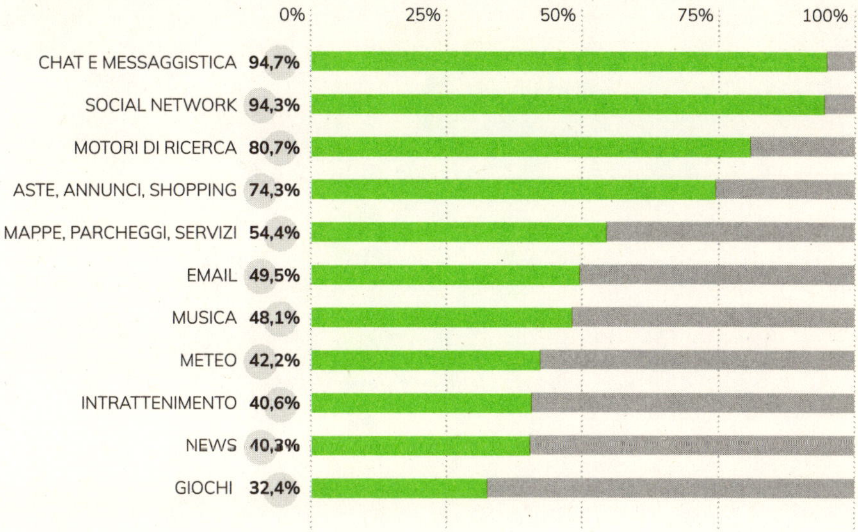

FONTE: ITU, GSMA INTELLIGENCE, EUROSTAT, 2024

a un dato unico tra i 16 e i 64 anni, base mondo, innanzitutto si chatta, si scambiano messaggi, poi si sta sui social network, come terza cosa si va sui motori di ricerca o sui portali web, e solo dopo si pensa allo shopping. Se invece scorporiamo il dato per generazioni, ecco che le attività prevalenti cambiano: i Millennials prediligono social media e streaming, la Generazione X i social media e le ricerche on-line, i Boomer le ricerche on-line e i servizi di home banking.

E quando allarghiamo lo sguardo ai media che consumiamo quotidianamente, cosa ci dicono le ricerche? I consumi italiani sono molto diversi da quelli globali? Non così

QUANTO E COME VIENE IMPIEGATO **IL TEMPO SUI MEDIA** QUOTIDIANAMENTE NEL MONDO?

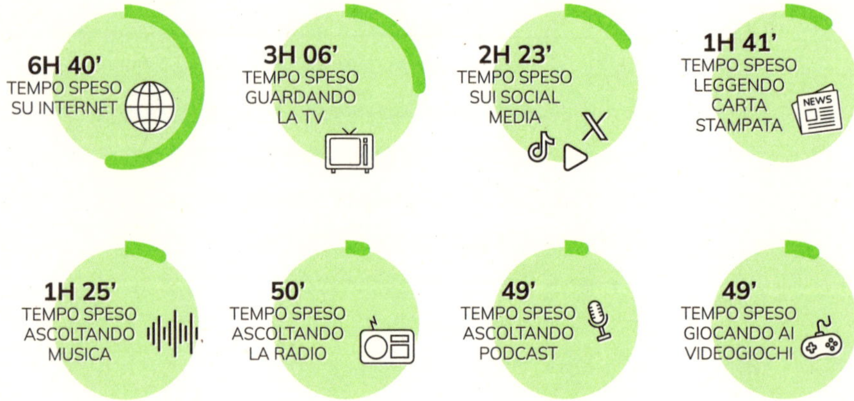

FONTE: ITU, GSMA INTELLIGENCE, EUROSTAT, 2024

tanto: come abbiamo visto stiamo un'ora in meno al giorno su Internet, ma guardiamo la stessa identica «quantità» di televisione (3h06'), stiamo un po' meno sui social, leggiamo un po' meno giornali, ascoltiamo un po' più di radio, però meno podcast, e videogiochiamo di meno.

Comunque la si guardi, su scala nazionale o su scala globale, il risultato non cambia: la nostra è una dieta iperdigitale, sbilanciata in tutto e per tutto su un consumo Internet-centrico e su una fruizione schermo-riferita. Che cosa comporta tutto questo? Uno sbilanciamento della piramide mediatica, quello che dovrebbe stare sotto sta sopra, e viceversa. Ma soprattutto, se pensiamo che delle tre ore al giorno che passiamo davanti alla televisione, solo una, di

QUANTO E COME VIENE IMPIEGATO **IL TEMPO SUI MEDIA** QUOTIDIANAMENTE IN ITALIA?

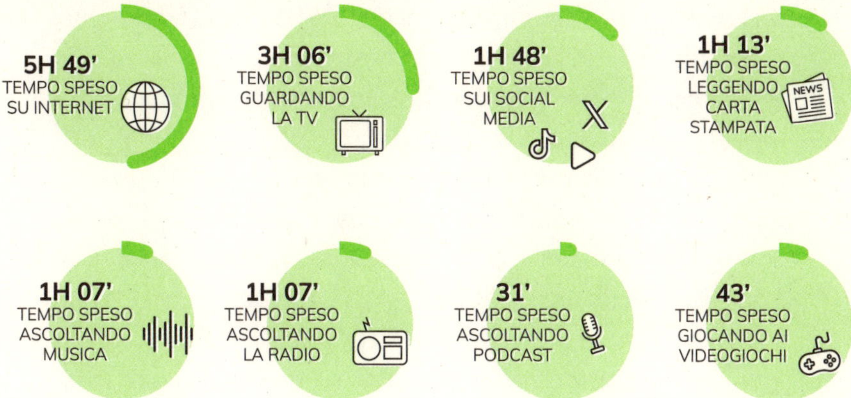

FONTE: ITU, GSMA INTELLIGENCE, EUROSTAT, 2024

TEMPO DI UTILIZZO DELLA **TELEVISIONE E DI SERVIZI IN STREAMING** IN ITALIA

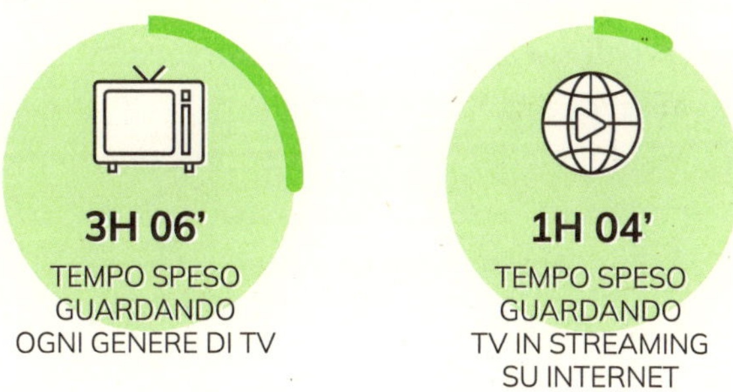

FONTE: ITU, GSMA INTELLIGENCE, EUROSTAT, 2024

media, viene guardata attraverso i servizi di streaming online, ecco che possiamo tranquillamente raggiungere le otto ore al giorno passate davanti a uno schermo, che sia quello del telefonino, del computer, di un tablet, o della televisione.

Vuol dire che la metà della nostra giornata da svegli, se togliamo otto ore per dormire, la passiamo imbambolati, passivi, con lo sguardo da triglie, davanti a un monitor. Il nostro screen time è la metà della nostra giornata! Vuol dire che lavoriamo, guardiamo delle cose e dormiamo. Oppure che guardiamo delle cose mentre lavoriamo, poi lavoriamo, poi guardiamo delle cose, poi dormiamo. E non siamo nemmeno quelli messi peggio: se pensate che gli Stati Uniti guidano la classifica del Paese dove si guarda più televisione con 4h39', vi potete fare un'idea di come la situazione possa ampiamente peggiorare in futuro. Peraltro, la battaglia per lo screen time, per guadagnare la nostra attenzione davanti a un terminale, negli ultimi dieci anni, ha sempre visto prevalere con grande stabilità la televisione (ogni tipo di contenuti televisivi). Il consumo pro-capite di tv è molto stabile, non è mai sceso, il che significa che abbiamo semplicemente aggiunto altro screen time alla nostra giornata, per tutti quei consumi, come i social, che dieci, quindici anni fa praticamente non esistevano.

È interessante vedere come i consumi qualitativi di video/tv cambino in base all'età: secondo i dati di Vevo e Publicis Media, più si va avanti con l'età, più si guardano video lunghi e prodotti da professionisti (quindi, dal nostro punto di vista, con caratteristiche nutrizionali più elevate), mentre i più giovani scelgono video sempre più brevi e prodotti da content creator.

MEDIA DEL **TEMPO QUOTIDIANO SPESO GUARDANDO TUTTI I TIPI DI TV** DAL PUBBLICO MONDIALE COMPRESO TRA I 16 E I 64 ANNI

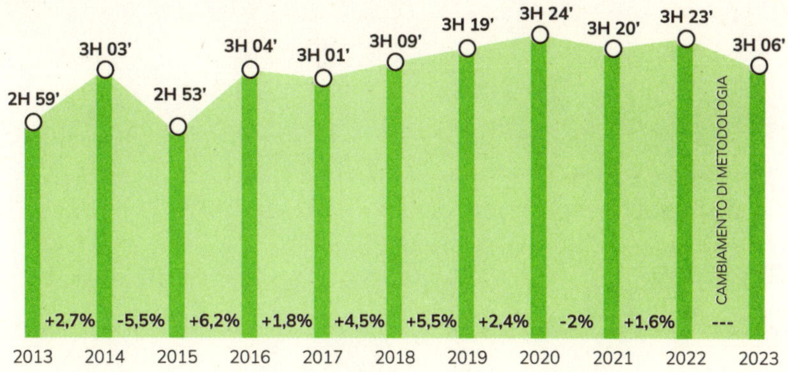

FONTE: ITU, GSMA INTELLIGENCE, EUROSTAT, 2024

I PAESI NEL MONDO **DOVE SI PASSANO PIÙ ORE AL GIORNO GUARDANDO LA TELEVISIONE**, NELLA FASCIA D'ETÀ 16-64 ANNI

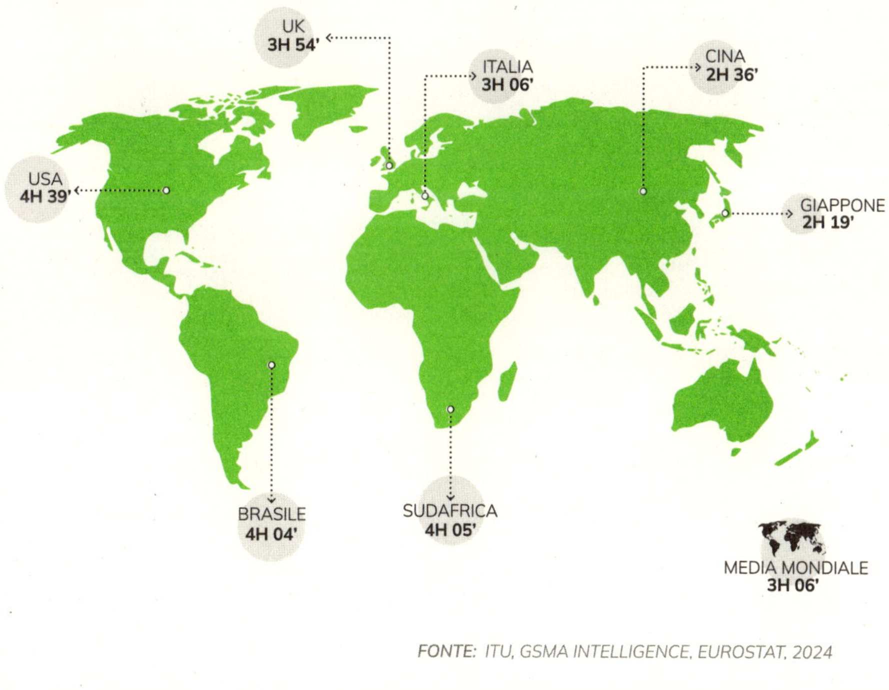

FONTE: ITU, GSMA INTELLIGENCE, EUROSTAT, 2024

I PAESI NEL MONDO **DOVE SI PASSANO PIÙ ORE AL GIORNO SUI SOCIAL MEDIA**, NELLA FASCIA D'ETÀ 16-64 ANNI

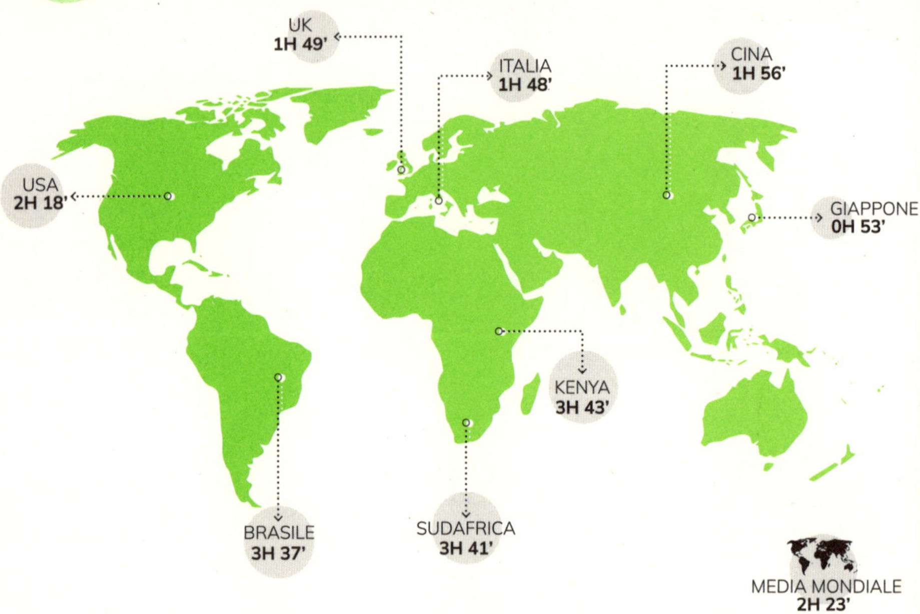

FONTE: ITU, GSMA INTELLIGENCE, EUROSTAT, 2024

E i social quanto pesano nel nostro media mix? Oggi, mediamente, in Italia passiamo sui social 1h48', mentre su scala globale se ne passano 2h23', negli USA 2h18', in Kenya (che non è nemmeno nella top 50 del consumo TV), Sudafrica e Brasile siamo intorno alle 3h40'.

Con una parziale giustificazione però: che in quei Paesi i social vengono usati per attività lavorative con percentuali molto più alte del resto del mondo.

In Kenya il 40% del tempo passato sui social ha a che

fare con attività lavorative, mentre da noi questo dato è inferiore al 10% del tempo speso su Facebook, Instagram e affini. Quindi, a parte quei pochi «che lo fanno di lavoro», tutti gli altri possono serenamente annoverare queste quasi due ore al giorno come «intrattenimento», più o meno intelligente.

Quali sono le differenze nel consumo dei social dal punto di vista generazionale è presto detto.

Quello che sconvolge è che siamo passati in soli venti

NEL SEGUENTE GRAFICO VIENE MOSTRATO **COME LE DIVERSE GENERAZIONI UTILIZZANO I SOCIAL MEDIA**

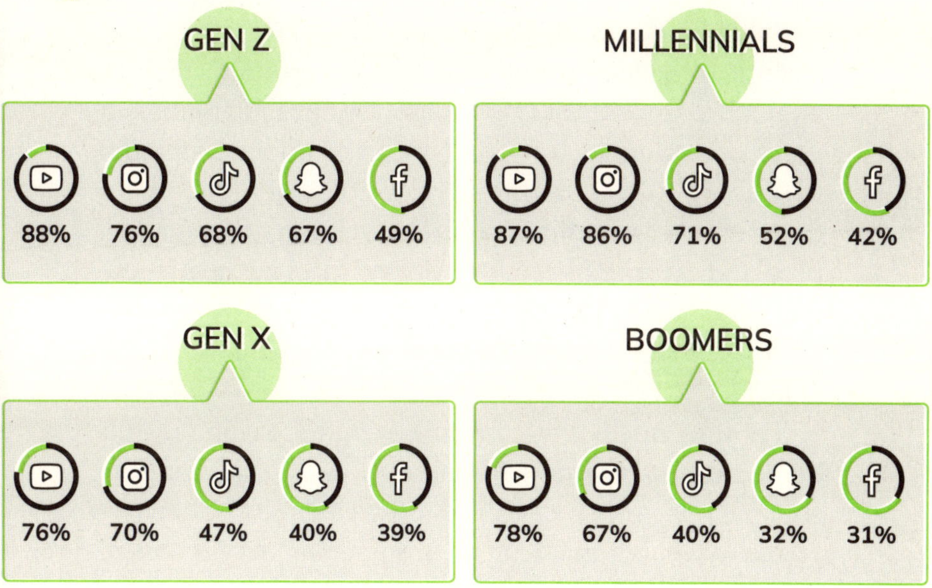

FONTE: *SLICKTEXT.COM*

anni da un consumo a base triangolare – stampa/radio/tv, sostanzialmente equilibrato e compatibile con i ritmi e il passo dell'evoluzione umana – a un consumo schermocentrico in costante crescita. Così come nell'agricoltura le monocolture intensive danneggiano i terreni, impoveriscono il suolo e diminuiscono la biodiversità, così gli ambienti monomediatici non fanno bene alle società nelle quali proliferano, riducono la biodiversità culturale, e impoveriscono il terreno di coltura dell'innovazione, della creatività e dell'ingegno.

Ma in questa crescita esponenziale di tutto ciò che è immagine e video, l'audio come sta? Incredibilmente, la mia adoratissima radio è passata quasi indenne attraverso la rivoluzione digitale, gode di numeri sostanzialmente stabili di ascoltatori quotidiani, e ha sistematicamente smentito le cassandre che la davano per morta e sepolta a ogni inizio di decennio. In Italia sono circa 36 milioni gli uomini e le donne che ogni giorno accendono una radio (dati TER 2024), con un mercato ricco, plurale, molto diversificato, fatto di radio nazionali, locali, di musica, di parola, di news e di sport. A questo bisogna aggiungere tutto il mondo dell'audio on-line, una nuova e interessante fetta di mercato che molti editori hanno colto al volo.

Tra tutti quelli che consumano audio on-line in Italia, la musica la fa da padrone, con video e piattaforme streaming in prima e seconda posizione, per poi arrivare alle stazioni radio ascoltate in streaming dal 22% degli utenti, più di quanti ascoltano podcast (17%) e audiolibri (9%). Insomma, quello dell'audio è uno scenario dinamico e resiliente. La radio si può ascoltare mentre si corre, la musica si ascolta mentre si guida, mentre si lavora, un podcast o un audiolibro sono compagni ideali durante un tragitto in autobus o in treno, e non c'è social, streaming video o app in grado di competere su questo terreno.

E la stampa? Dall'Ottocento in poi ha sempre costituito la base di ogni dieta equilibrata, in seguito ha dovuto subire gli attacchi di radio e televisione, ma ha continuato a rappresentare un punto fermo della giornata: quello in cui le notizie sedimentano, trovano una gerarchia, raccolgono intorno a sé commenti e opinioni. I giornali rivestono un ruolo fondamentale e insostituibile nelle società moderne e nelle democrazie. Purtroppo, sono stati il mezzo più colpito dalla transizione digitale, i primi a doversi difendere dal «tutto gratis» imperante agli inizi dell'era Internet. È lì che il virus pericolosissimo della gratuità ha iniziato a mietere le prime vittime. Convinti che si potessero avere gratis le notizie che invece si «compravano» fino al giorno prima, milioni di utenti in tutto il mondo hanno pensato di poter sostituire gli acquisti di magazine e giornali, semplicemente navigando on-line. Questo ha fatto sì che il livello di informazione medio del pubblico sia a mano a mano crollato, lasciando il campo libero a manipolazioni e fake news di ogni sorta, dopodiché, come effetto immediato, le vendite di copie cartacee sono progressivamente precipitate, privando le nostre città anche di quei presidi di cultura e libera informazione che sono le preziosissime edicole. Quei chioschi che hanno sempre rappresentato un luogo di scambio, non solo economico, di beni e servizi, sono anche un fondamentale baluardo di socialità e di incontro, dove maturare il proprio pensiero critico, nel dialogo e nel confronto costruttivo, esattamente come le librerie, che condividono con le edicole molti dei rischi della «digital transformation».

Fortunatamente negli ultimi anni, molti lettori, che avevano abbandonato i giornali di carta, hanno iniziato a rivolgersi alle versioni on-line dei suddetti quotidiani. In Italia, ad esempio, abbiamo casi virtuosi di giornali nazionali e/o locali di alta qualità che realizzano buone performance sul mercato. Secondo gli ultimi dati di ADS nel nostro Paese le vendite in edicola sono intorno al 70% del totale, poi ci sono un 6-7% di abbonamenti, e un 23% di copie digitali. Oltre a questo, non possiamo non segnalare quei rarissimi, ma straordinari ed encomiabili esempi di informazione online meritevole non solo di essere letta, ma anche di essere sovvenzionata sotto forma di abbonamenti, in grado di garantire la bontà della filiera informativa.

Come avete già letto, consideriamo i quotidiani, in generale, assolutamente necessari per la composizione di una dieta sana ed equilibrata; quindi, non possiamo far altro che incoraggiare ogni possibile opzione di acquisto e di valorizzazione di questi mezzi, anche perché ci devono aiutare a contrastare un altro degli incubi di questi ultimi anni: la progressiva scomparsa dei piatti di una volta. Tra questi, c'è l'ingrediente base dei giornali, che viene sempre più tralasciato dagli chef mediatici moderni, ed è quello delle *notizie*. Che cosa sta succedendo nelle cucine del pianeta?

I piatti della tradizione

C'erano ingredienti che andavano fortissimo nelle diete mediatiche del passato: prendete le notizie, ad esempio. Si può tranquillamente affermare che è grazie alle notizie che sono nati i primi giornali dell'era moderna, per secoli ci si è basati su questo unico, sublime, ingrediente, super nutriente, per costruire la base della dieta mediatica contemporanea. Nemmeno l'apparire degli altri mezzi di comunicazione di massa del secolo scorso – la radio, e la televisione – ha scalfito l'importanza di questo componente nelle ricette, anzi i nuovi mezzi lo hanno assorbito all'interno delle loro preparazioni, esaltandone le proprietà. Il dato preoccupante è arrivato invece con la transizione dall'analogico al digitale. Non solo sono diminuiti i consumi dei quotidiani, come abbiamo già detto, si è proprio abbassato l'interesse generale nei confronti delle news. Come si vede in questa ricerca del Reuters Institute for the Study of Journalism, l'interesse verso ogni tipo di informazione, a prescindere dai canali o dagli editori, è sceso di quasi 20 punti percentuali negli ultimi otto anni, e ad aggravare ulteriormente la situazione, il dato italiano è ben inferiore alla media mondiale (40% contro il 46%).

Se volete un'altra pessima notizia, si può guardare tutto questo con un'altra prospettiva e con un taglio generazionale: i meno interessati sono i più giovani, in maniera decisa e indiscutibile.

Nemmeno le elezioni che coinvolgono metà della popolazione mondiale nel 2024 hanno rialzato questo dato negli ultimi mesi, anzi alcuni Paesi dove si è votato, come

LA PERCENTUALE DI PERSONE CHE INTERVISTATE HANNO DICHIARATO DI ESSERE **INTERESSATE A OGNI TIPO DI NUOVA INFORMAZIONE**

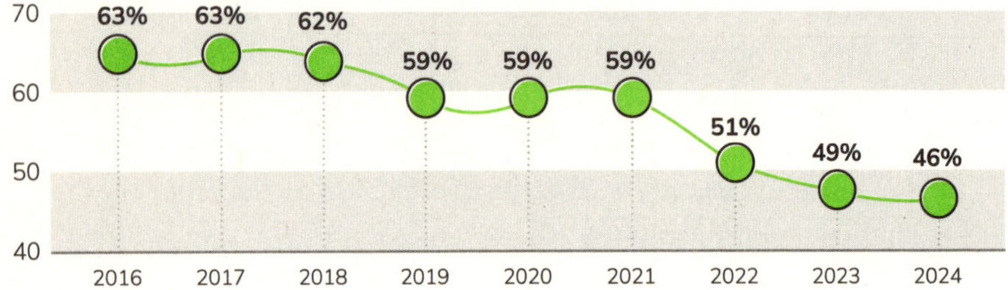

FONTE: ITU, GSMA INTELLIGENCE, EUROSTAT, 2024

L'INTERESSE VERSO **OGNI TIPO DI INFORMAZIONE** NEL MONDO

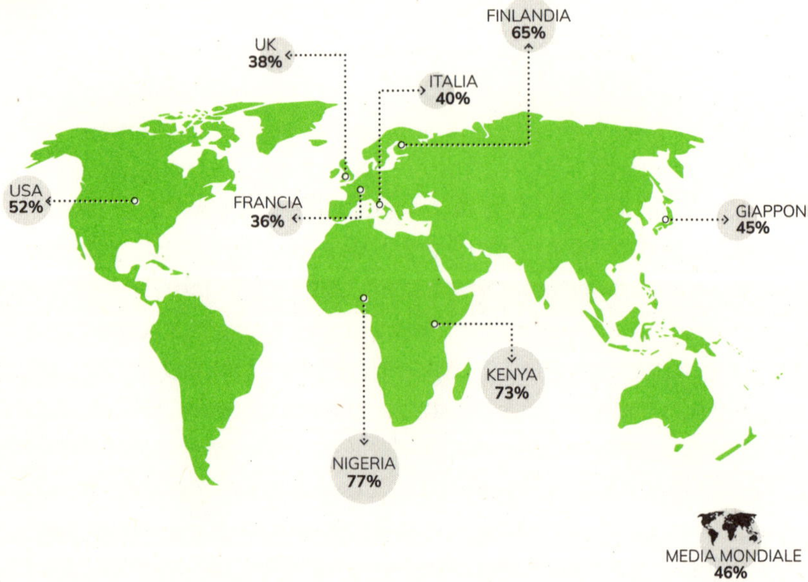

FONTE: ITU, GSMA INTELLIGENCE, EUROSTAT, 2024

la Gran Bretagna, sono scesi dal 70% di persone interessate alle news nel 2015 al 38% nel 2024. Il dato britannico era peraltro facilmente riscontrabile, empiricamente, nella notte del trionfo dei labour alle ultime elezioni politiche a Londra, dove era pressoché impossibile trovare per strada assembramenti, festeggiamenti, o anche solo pub con televisori accesi sui risultati elettorali.

Non possiamo non notare come tutto questo sia accaduto proprio mentre i social network aumentavano la loro presenza nel nostro media mix, anno dopo anno: dai 90 minuti al giorno del 2012, ai 143 minuti al giorno nel 2024. Ed è sempre la ricerca del Reuters Institute a segnalare come i social media siano ormai una delle fonti primarie di accesso alle news per gran parte della popolazione mondiale. La classifica aggiornata a metà 2024 è impietosa: i social media hanno praticamente raggiunto la televisione, e doppiato la radio e i quotidiani di carta.

E aggiungiamo a questo dato un altro dato, un po' più «nascosto» che riguarda la «visibilità» che gli stessi social network danno ai contenuti news degli editori nei singoli Paesi. Dopo una prima fase iniziale di assoluta anarchia, negli ultimi anni diversi editori e media company hanno messo in discussione i modelli di business dei nuovi media, in primis dei più importanti social network, reclamando il giusto riconoscimento dei diritti di sharing e di pubblicazione di molti loro contenuti informativi. A fronte di queste richieste e di nuovi scenari legislativi globali, alcuni social hanno preferito «ritirarsi» da questo tipo di mercato e hanno scelto di non rendere più prioritari sui propri algoritmi molti contenuti informativi. Secondo la ricerca del

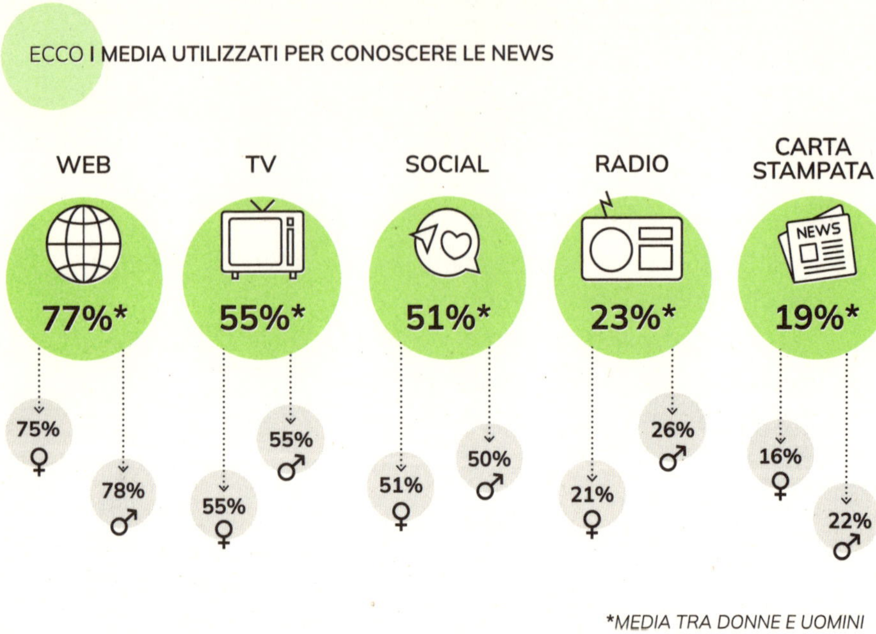

Reuters Institute e secondo i dati raccolti da Similarweb per il traffico desktop e da Semrush per il traffico mobile, l'impatto della scelta di Meta, per citarne uno, di non cedere alle richieste di governi e editori, e la ricalibrazione dell'algoritmo in chiave meno news-centrica, avrebbe ridotto in maniera significativa le visite derivanti dai social e dirette ai siti di informazione più importanti del mondo. Quando diciamo significativa, intendiamo un meno 90% per *El Pais*, meno 83% per *The Guardian*, meno 82% per *BBC news*, meno 77% per *O Globo*, e per *Der Spiegel*, meno 76% per *Le Monde*, meno 56% per il *New York Times* e così via, con dati analoghi per il traffico mobile.

La scomparsa delle news dalla nostra tavola è uno dei

sintomi più inquietanti del decadimento della nostra alimentazione. Va di pari passo con il proliferare di ingredienti dannosi per il nostro organismo, e per le nostre società, come le fake news, l'hate speech e il complottismo. Laddove le notizie vere scarseggiano, hanno vita facile le manipolazioni, le mezze verità, le narrazioni alternative, in grado di influenzare le fasce più esposte della popolazione. Ma con cosa stiamo sostituendo l'ingrediente news sulle tavole di tutto il globo?

All You Can Eat

Partiamo da un fondamentale presupposto: la gran parte dei consumi digitali oggigiorno sono un unico gigantesco ristorante All You Can Eat, con un particolare importante, è un all-you-can-eat-gratis! Ma voi andreste a colazione, pranzo, e cena in un ristorante dove potete mangiare di tutto e che non vi fa mai pagare nulla? Vi siedereste a un tavolino in cui vi portano di continuo piatti ipercalorici, grassi, esageratamente conditi, e alla fine non vi chiedono mai di pagare il conto? Non vi verrebbe nemmeno un dubbio sulla salubrità di queste portate? Non vi fermereste a pensare cosa ci guadagnano camerieri, chef, e soprattutto proprietari di un posto così? Eppure, è quello che facciamo tutti i giorni quando consumiamo in maniera smodata, bulimica, incontrollata, tutto quello che appare sullo schermo del nostro telefonino.

Se andiamo a vedere nel dettaglio quali sono i siti e le app più visitate ogni giorno in Italia, ecco che l'ingrediente news lo troviamo solo all'ottavo posto. Prima vengono tutte le app di messaggistica, che la fanno da padrone, poi gli immancabili social network, le app di e-commerce (con buona pace dei negozi di quartiere, che tanto servirebbero alle nostre città...), solo quarti sono i motori di ricerca, quinte le email, vestigia di un passato glorioso in cui non c'era bisogno di rispondere immediatamente a un beep, seste arrivano tutte le app di mappe, parcheggi e geolocalizzazione varia, il lato utile della rete (finalmente!), e prima delle nostre amate news arriva persino il meteo, al settimo posto!

È molto interessante notare come tutti i siti o le app, che si classificano prima delle notizie, siano sostanzialmente servizi gratuiti, o meglio *apparentemente* gratuiti. E in quell'*apparentemente* c'è tutta la differenza del mondo, perché quando trovate un alimento gratuito sulla tavola, quando al ristorante vi dicono «prendi tutto quello che vuoi, è gratis», spesso dietro c'è un'altra verità.

Molti modelli di business prevedono infatti uno scambio non così chiaro, per il pubblico, non così esplicito, tra i servizi offerti da un sito, da un'app, da un social network, e la cessione, totale, indiscussa, «volontaria», dei dati personali di ogni singolo utente, comprese le sue scelte, le sue preferenze, le sue più intime caratteristiche. Questo è l'essenza dell'All You Can Eat digitale: io ti faccio postare le foto del tuo criceto in modo che i tuoi amici possano mettere dei like, e in cambio mi prendo tutto quello che riguarda la tua identità digitale, posso risalire ai tuoi gusti, al tuo orientamento politico, alle tue preferenze sessuali, ai tuoi desideri più segreti riguardanti la musica, l'abbi-

CATEGORIE DI **APP PIÙ UTILIZZATE E DI SITI PIÙ VISITATI** IN ITALIA

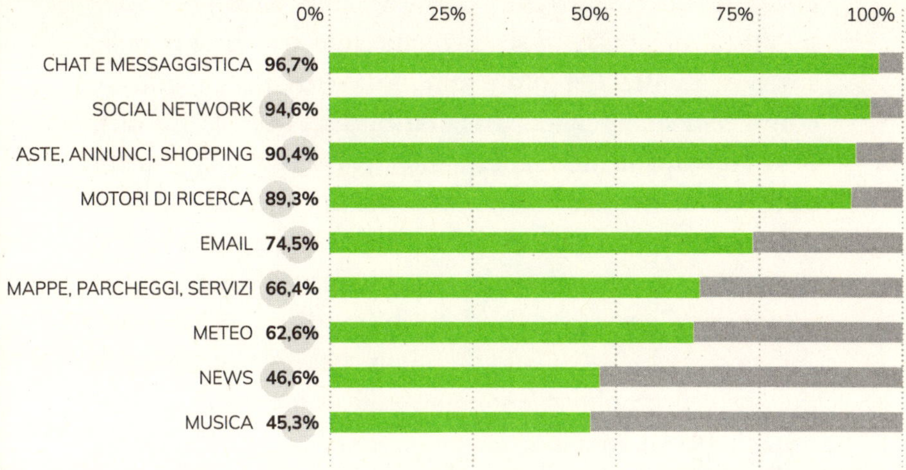

FONTE: ITU, GSMA INTELLIGENCE, EUROSTAT, 2024

gliamento, i viaggi, il cibo, le automobili, i calzini e il colore delle unghie. Tutto, letteralmente tutto. Con questi dati permetto, poi, a chi deve fare pubblicità sulle stesse piattaforme di avere un quadro, preciso al millimetro, del pubblico a cui proporre beni e servizi. Questa è l'essenza ultima del gioco: ti regalo le caramelle e in cambio mi prendo la tua anima.

Negli ultimi dieci, quindici anni, abbiamo permesso a giovanissime multinazionali di realizzare una completa profilazione dei cittadini di intere nazioni, senza battere ciglio. Un lavoro così profondo e certosino, che nemmeno nei sogni della Stasi o negli incubi di George Orwell sarebbe stato concepibile. Il tutto, come dicevamo, nel silenzio assordante di gran parte della politica planetaria. Quelli che si lamentavano del ruolo dominante di un editore in un singolo Paese per paura che potesse «manipolare» l'opinione pubblica, ora postano serenamente foto in costume dalle spiagge, o video dei loro gattini, in mezzo a post seriosi e corrucciati sulla tenuta democratica della vecchia Europa. Senza minimamente preoccuparsi del potere, totale e assoluto, che chi possiede quei social network, o quelle compagnie di cui sopra, può esercitare sulle opinioni pubbliche dell'intero pianeta. Preoccupazioni che sarebbero dovute diventare allarmi pressanti dopo lo scandalo di Cambridge Analytica, del 2018, quando si scoprì che questa compagnia di consulenza politica britannica aveva raccolto i dati personali di 87 milioni di account Facebook, senza che questi ne sapessero nulla, e li aveva usati, durante importantissime campagne elettorali, per influenzare i risultati, usando metodi molto avanzati di propaganda politica basata sulla profilazione dei singoli utenti.

Quindi, riassumendo: andiamo al nostro ristorante, non paghiamo, possiamo prendere tutto quello che vogliamo, e dove navighiamo, ad esempio, quando apriamo il nostro browser? Secondo i dati di Semrush questa è la classifica in Italia nel 2024: Google al primo posto, YouTube al secondo, Facebook al terzo, mentre al quarto appare un sicuramente sottostimato Pornhub.

Altre agenzie hanno dati che si discostano di poco da questi, diciamo che i primi tre sono sempre Google, YouTube e Facebook, e allora, avendo ampiamente parlato dei social network, andiamo a vedere quali sono gli ingredienti principali di chi guarda video on-line in Italia.

LE CATEGORIE DEI VIDEO VISTI ONLINE
DAL PUBBLICO NELLA FASCIA D'ETÀ 18-64 ANNI

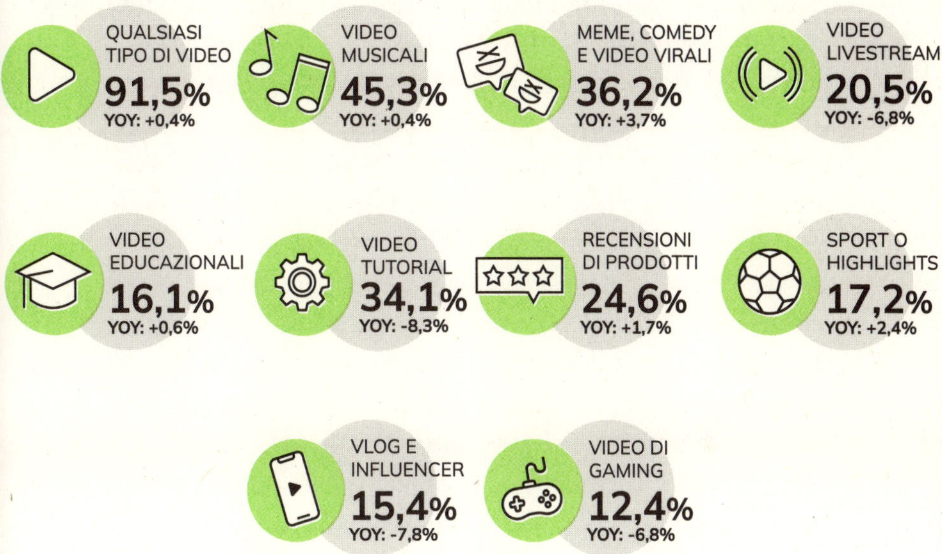

FONTE: ITU, GSMA INTELLIGENCE, EUROSTAT, 2024

Al primo posto ci sono i video musicali, ed è una notizia che non ci stupisce più di tanto, ormai la fruizione dei videoclip va di pari passo con il successo di un brano, con l'arrivo di TikTok basta semplicemente un ritornello azzeccato per andare in cima alle classifiche di vendita. Al secondo posto ci sono quelli che definiremmo video «stupidi», e sono il secondo contenuto più guardato online! Vuol dire che milioni di persone ogni giorno guardano video sciocchi, senza soluzione di continuità, uno dopo l'altro, come se mangiassero ininterrottamente, per una, due ore di fila, senza rendersene conto, senza quasi potersi fermare, patatine, cioccolatini, caramelle. Ogni giorno. Migliaia e migliaia di meme, piccoli video virali costruiti apposta per un utilizzo immediato, superficiale, e senza KiloContenuti. Al terzo posto arrivano i video tutorial, che almeno contribuiscono a dare aiuti concreti a chi vuole cambiare una lampadina, costruire un sommergibile in cortile, o assemblare una piccola centrale idroelettrica, ben vengano! Al quarto posto ci sono le recensioni di prodotti, a cui bisogna fare attenzione, perché capita spesso di vedere recensioni che assomigliano molto di più a una semplice «promozione» pseudopubblicitaria dei prodotti stessi, piuttosto che a una reale ricognizione critica dell'oggetto in questione. Se togli la competenza giornalistica e il codice deontologico dall'equazione, alla fine ti rimane solo qualcosa di simile alla pubblicità, che è cosa degnissima, ma è sicuramente diversa da una reale recensione. I video educational arrivano invece solo in fondo alla classifica, e sta a noi far sì che possano risalire, spesso sono di ottima fattura e di buonissima qualità. Molti professori e insegnanti, ad esempio, hanno scoperto come veicolare il loro sapere attraverso queste piattaforme, e sono diventati delle vere rockstar della scienza e della cultura, bravi loro e bravi quelli che li seguono e li promuovono! Di alcuni di questi parleremo nel capitolo dei super food, quindi aspettatevi indicazioni ulteriori.

Siamo però davvero sicuri che questa rapida carrellata dei nostri consumi digitali possa spiegare l'impazzimento generale della nostra società negli ultimi anni? Basta quello che abbiamo elencato per colmare il gap derivante dalla progressiva sparizione delle news dalla tavola? I freddi dati delle ricerche quantitative sono in grado di «leggere» lo scenario in maniera esaustiva? Davvero la nostra classe dirigente può essersi fatta soffiare, sotto il naso, il controllo dei cuori e delle menti, solo per quello che vi abbiamo mostrato? Crediamo assolutamente di no. Non può essere solo questo: un lavaggio del cervello planetario, di questa portata, non può essere ascrivibile solamente a tutte le giuste concause che abbiamo diligentemente segnalato nei capitoli e nei paragrafi precedenti. Per rubare ore e ore a ogni cittadino del globo ogni giorno, per sovvertire le priorità dei suoi consumi quotidiani, per obbligare popolazioni diverse per etnia, religione, idee politiche, abitudini alimentari e fedi calcistiche a passare tre o quattro ore al giorno davanti a uno schermino grande quanto il palmo di una mano, serve qualcosa di molto più potente. Serve l'ingrediente segreto, e… no, non è quello a cui state pensando.

L'ingrediente segreto

Ogni chef ne ha uno, è la sua arma-di-fine-di-mondo, è quello che obbliga i clienti a tornare in quel ristorante per ritrovare quel sapore, quel mix incredibile di odori, consistenza, colore e gusto, che rendono un piatto unico e una cena indimenticabile. Quello che è successo negli ultimi quindici anni, su scala planetaria, ha a che fare con un ingrediente che è sempre stato presente nelle diete mediatiche del passato, ma è sempre stato usato con attenzione e parsimonia, con la consapevolezza di chi sa che certe materie prime vanno trattate con cautela, perché possono creare forte dipendenza e assuefazione. Quello che fin dai tempi degli antichi egizi è stato un protagonista discreto e riservato del nostro media mix, con l'avvento del digitale è diventato un protagonista immancabile di ogni timeline e di ogni feed digitale. Allo stesso modo, quelli che sono stati fedeli amici dell'uomo, dai primi tempi del Sapiens cacciatore, in rari casi protagonisti di bei romanzi sull'amicizia, o di qualche simpatica serie tv, ora imperano nel mediaverso con la tracotanza di un imperatore romano. Stiamo parlando ovviamente di gatti e cani, i veri dominatori del mondo digitale, l'arma-di-fine-di-mondo di menti raffinatissime, che sono così riuscite a piegare le resistenze dei duri e puri, e a vincere ogni battaglia tra le trincee dei contenuti.

I numeri spiegano tutto: esistono quasi dieci miliardi di pagine web riferite a cani, mentre quelle dei gatti sono «solo» otto miliardi (dati di Google). Nell'ultimo anno ci sono stati su Instagram 375 milioni di post con #dog, e 290 milioni di post con #cat, mentre ce ne sono stati 575 miliardi (!) con #dog, e 502 miliardi con #cat su TikTok. Secondo un articolo della CNN, nel 2019, prima della pandemia si pensava ci fossero su Internet 6,5 miliardi di foto di gatti. Il traffico dati Internet cat-related potrebbe raggiungere il 15% del totale del traffico dati globale. Aggiungeteci quello dog-related e il gioco è fatto.

Se fossimo in un processo, diremmo semplicemente «non ho altre domande, Vostro onore», ma dobbiamo avere il coraggio di non fermarci qui. Non possiamo nemmeno

CANI CONTRO GATTI: COME QUESTA SFIDA TROVA SPAZIO SUL WEB

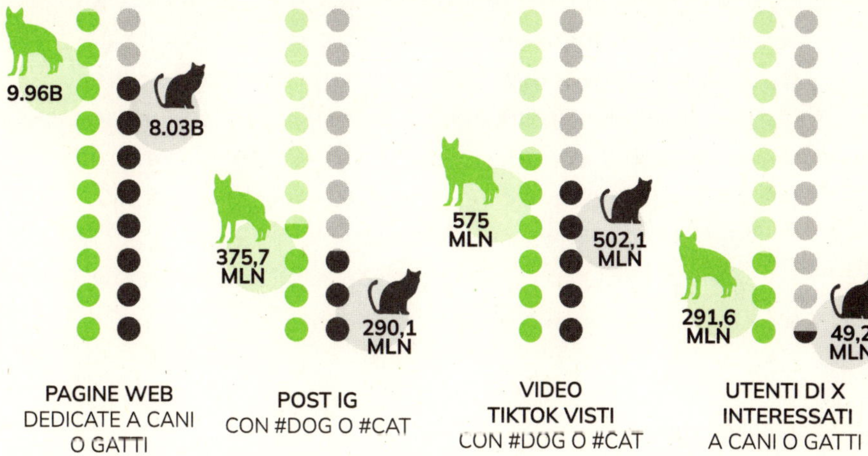

FONTE: ITU, GSMA INTELLIGENCE, EUROSTAT, 2024

parlare di fine dell'Occidente, perché questo fenomeno è globale e travalica confini nazionali, ideologici, religiosi, economici e sociali di ogni tipo. Dobbiamo invece capire il perché di questo sbilanciamento, dobbiamo fare del nostro meglio perché gli adorabili gattini e i bellissimi cagnoloni (io adoro cani e gatti, ma dal vivo!) non siano gli unici dominatori dello spazio pubblico virtuale, dobbiamo fare in modo che si usino questi straordinari mezzi della modernità anche per scopi più alti, ad esempio, «per seguir virtute e canoscenza».

Ogni epoca è figlia della sua dieta mediatica, e viceversa, ma alla domanda: «Se Dante avesse avuto i social avrebbe scritto la *Divina Commedia*?», sareste sicuri di saper rispondere? Avrebbe scritto le immortali terzine, o, timido com'era, si sarebbe limitato a mettere dei like alle foto di Beatrice che guardava il tramonto in riva all'Arno? Per fortuna nostra non lo sapremo mai, e oggi possiamo leggere il sommo poeta per come è giunto a noi in tutto il suo splendore, ma quanti novelli Dante stanno sprecando in questo momento le loro ore a mettere like e cuori a foto ritoccate, invece che scrivere capolavori eterni? Ai posteri l'ardua risposta, e a noi il compito di capire ora chi, o cosa, guida le nostre scelte, per poterle eventualmente cambiare.

5
Chi sceglie? Io o l'algoritmo?

De gustibus...

Come si formano le preferenze personali, i gusti? Come si sceglie quello che ci piace bere e mangiare? Perché a me piacciono gli spaghetti al pomodoro, i cetrioli e il latte di mandorla, e il mio amico Paolo predilige invece i ravioli, la tartare di fassona e l'Amarone? Dal punto di vista evolutivo il gusto ci è servito nei millenni per distinguere soprattutto i cibi dannosi da quelli utili per l'organismo. Ad esempio, le erbe amare possono essere velenose, quindi è meglio non mangiarle: la ripulsione per il sapore amaro serve a segnalare un potenziale pericolo. I frutti dolci invece sono ricchi di zucchero, danno parecchia energia, sono calorici, e allora il gusto dolce diventa per i nostri progenitori positivo, molto prezioso, ricercato. Un alimento acido invece può essere andato a male, può essere nocivo, e dunque è bene evitare questo gusto, questa sensazione, mentre il salato ci serve quando il nostro corpo ha bisogno di sali minerali, per cui finisce nella parte buona della lavagna.

I gusti base in cui gli scienziati della nutrizione hanno

diviso gli alimenti sono cinque, significa che hanno trovato sulla nostra lingua i recettori solo di questi cinque gusti: DOLCE, AMARO, ACIDO, SALATO e UMAMI (un termine giapponese che si può tradurre con «sapore delizioso»). L'umami spesso viene descritto come sapore di «carne, brodo, arrosto», e si riferisce a cibi molto ricchi di proteine, ci piace perché ci aiuta a capire dove troviamo queste molecole fondamentali per il nostro organismo. Con l'evolversi della specie abbiamo poi trovato altri metodi per distinguere la salubrità del cibo, e abbiamo allora scatenato l'immaginazione, la fantasia e la creatività dei cuochi senza più limite alcuno, mischiando gusti, sapori, e aromi in un mix caleidoscopico.

Ma se questo è quello che è successo all'uomo per il cibo, cosa è successo con i mezzi di comunicazione? Come si sono formati i nostri gusti? Quanti sono i recettori pronti nel nostro cervello? Quale processo di selezione è avvenuto per avvicinare o allontanare mezzi e contenuti potenzialmente dannosi? Purtroppo, la natura non ci ha preparato a quello che sarebbe accaduto con i media. Nel nostro DNA non c'è scritto che l'utilizzo ossessivo dello smartphone fa male al nostro cervello, per un motivo molto semplice: quando si è formato il nostro DNA gli smartphone non esistevano! E non sarebbero esistiti per decine di migliaia di anni. Dovevamo difenderci dalle belve feroci, dalle tigri con i denti a sciabola, non dai leoni da tastiera. I primi ominidi, che hanno conquistato la posizione eretta, sono riusciti ad avere un vantaggio competitivo sugli altri mammiferi, perché vedevano prima i predatori, alzandosi sopra l'erba alta. Noi invece, Sapiens Sapiens, abbiamo creato una savana digitale e l'abbiamo riempita di bestie, iene, sciacalli e avvoltoi, proprio mentre perdevamo la posizione eretta e ci sdraiavamo supini, passivi e remissivi di fronte ai nuovi re della foresta. Scordatevi, quindi, un'innata difesa dell'organismo nei confronti di ciò che ci può danneggiare in questo campo. Siamo completamente vulnerabili a tutto ciò che ci arriva addosso, senza difese immunitarie. Siamo come i Maya quando gli spagnoli sono sbarcati nelle Americhe: alla mercé di armature, archibugi, balestre, e virus sconosciuti.

I nostri gusti si sono formati in poche migliaia di anni, un tempo ridicolo rispetto allo sviluppo fisico dell'uomo, un tempo certamente non sufficiente a far sì che i processi evolutivi dell'organismo potessero assorbire stravolgimenti così radicali delle nostre attività quotidiane.

I gusti primari: dolce/amaro – comico/tragico

I gusti primari della dieta mediatica vedono la luce, in maniera compiuta, con gli antichi greci. La cultura ellenica formalizza la distinzione tragedia/commedia creando i primi due *generi* della storia dell'uomo. È su questo che inizieranno a formarsi per generazioni i gusti del pubblico. Commedia e tragedia, come dolce e amaro, è su questo dualismo che i recettori delle emozioni cominceranno a svilupparsi nelle giovani menti dei nostri antenati.

Il gusto tragico serve a far riconoscere il male presente nella società affinché lo si possa evitare, esattamente come il gusto amaro che ci tiene lontano dalle erbe velenose. Il gusto comico invece è legato al divertimento, al benessere, ma anche alla satira, che, con il sorriso, mette alla berlina i difetti dei potenti. Ridere ci fa stare bene, ci sazia, proprio come lo zucchero della frutta. Commedia e tragedia iniziano così a formare le prime preferenze tra il pubblico generalista. Da lì in avanti lo sviluppo dei mezzi di comunicazione faciliterà il proliferare di gusti nuovi, che a stento riusciranno a contenere la burrascosa espansione del mediaverso.

I gusti secondari: acido/salato/umami – contemporaneo/romantico/impegnato

Ai gusti primari e a tutti i loro diretti derivati, si sono poi aggiunti altri gusti che hanno permesso al pubblico di riconoscere e di apprezzare nuove forme di espressione, nuovi mezzi e nuovi contenuti. L'equivalente dell'*acido* è il gusto *contemporaneo*, si riferisce ai recettori che attivano la comprensione di forme di comunicazione moderne o contemporanee, anche se disturbanti, o dissonanti. Quello che una volta ci avrebbe tenuto lontano da un contenuto, ora lo possiamo capire con altre prospettive e altri punti di vista, proprio come il sapore acido oggi non rappresenta più un cibo avariato, e lo possiamo quindi includere nella nostra dieta. Immaginate cosa avrebbero detto di Picasso ai tempi del Rinascimento, oppure come avrebbero preso le performance di Marina Abramović nell'antica Roma. Ciò che un tempo sarebbe stato messo al bando, ora è non solo accettato, ma anche portato in palmo di mano.

L'equivalente del *salato* è invece il gusto *romantico*, che si riferisce al sale della vita, l'amore, su cui si basa larga parte della produzione mondiale di contenuti, a ogni latitudine. Il gusto romantico è universale e fa parte dello starter-pack di ogni cultura della nostra specie, da oriente a occidente. Le mille sfumature di questo gusto si ritrovano in ogni dove nella produzione dell'ingegno umano, e hanno a lungo guidato il lavoro di artisti, scrittori, poeti e comunicatori di ogni sorta.

Negli ultimi due secoli ha fatto la sua comparsa anche il gusto *impegnato*, che per noi equivale all'umami, e fa riferimento al desiderio di essere informati, coinvolti, e parte attiva, in tempo reale, di quello che accade intorno a noi. Il gusto impegnato si è diffuso soprattutto a partire dall'Ottocento, con l'apparizione degli scritti dei filosofi moderni, delle grandi ideologie, e poi dei mezzi di comunicazione di massa.

La tabella dei gusti negli ultimi decenni si è poi mostruosamente ramificata, ma è in ogni caso da questa distinzione primaria che dobbiamo partire per comprendere come il processo di scelta nella nostra dieta mediatica sia passato negli ultimi venti anni da una base personale, volontaria, e prevalentemente cosciente, fondata sui gusti, a una base impersonale, indotta, e prevalentemente incosciente.

Se fino a trent'anni fa leggevo, guardavo, ascoltavo, quello che mi piaceva, in base, in primis, ai miei gusti personali, poi ai suggerimenti degli amici, e a cascata alle pubblicità o alle recensioni dei critici, ora vengo bombardato ogni giorno da proposte di contenuti decise altrove, da entità immateriali, nuovi Deus ex machina del presente, in grado di «creare» gusti, condizionare la fruizione mediatica di intere aree del globo, e imporre le proprie scelte senza violenza e minacce, ottenendo in maniera pacifica il controllo, quasi totale, della mente collettiva del gentile signor Pubblico.

A compiere questo *miracolo laico* sono gli algoritmi, nuove divinità pagane dei nostri tempi, capaci di ubiquità, gesta sensazionali e controllo delle volontà, come nemmeno Giove, Apollo, Venere o Minerva avrebbero mai potuto lontanamente sognare. Ma cosa sono, da dove vengono, e come funzionano questi nuovi dei?

Cotoletta&patatine fritte Vs Spaghetti&polpette

Cosa ci guida quando scegliamo cosa mangiare? I gusti, come abbiamo visto, sono fondamentali, ma vanno sviluppati, allenati, educati, altrimenti si rischia di cadere nella trappola della routine e del piatto preferito. Avete presente come si comportano i bambini a tavola? Tendono a mangiare sempre le stesse cose: gli alimenti che conoscono, i preferiti. Per fortuna esistono poi i genitori, i nonni, le scuole, gli amici che, a mano a mano, suggeriscono, propongono, consigliano oppure obbligano a sperimentare nuovi piatti, nuovi sapori e nuovi cibi. Altrimenti cresceremmo generazioni intere di consumatori seriali di cotolette e patatine fritte, contrapposti a chi predilige spaghetti e polpette al sugo di pomodoro.

Ecco, nel mondo dei media, fino a prima della rivoluzione digitale, funzionava più o meno allo stesso modo:

mangio quello che mi piace, e reitero i comportamenti che mi fanno stare bene. Poi, occasionalmente posso intercettare qualcosa di diverso e modificare leggermente le mie abitudini. Crescendo, posso introdurre nella mia dieta alimenti nuovi e scoprire nuovi gusti, a seconda di dove vivo, delle persone che frequento, del lavoro che faccio e delle mie passioni.

Negli anni Cinquanta, negli Stati Uniti, si fa strada una teoria interessante, quella della *dissonanza cognitiva* (Festinger, 1957). La Treccani la descrive così: la dissonanza cognitiva è il «rapporto di incongruenza tra atteggiamenti cognitivi dell'individuo (conoscenza, opinione ecc.) ed elementi dell'ambiente esterno; essa è percepita come spiacevole dall'individuo, che è spinto a ridurla». In pratica, quando ci troviamo di fronte a qualcosa che manda in crisi le nostre certezze, tendiamo a mettere in atto delle strategie per ridurre questa discrepanza e ritrovare il nostro equilibrio interiore. Partendo da questi presupposti, si è notato che anche nelle scelte di quello che leggiamo o guardiamo, quando ci troviamo di fronte a informazioni dissonanti, che non coincidono con le nostre idee o le nostre convinzioni, tendiamo a superare questo stato di disagio, dovuto a questa discrepanza, privilegiando quelle informazioni che confermano ciò che già pensiamo di sapere. Se io sono convinto che l'Inter sia la squadra più forte del campionato, tenderò a evitare i commenti dei tifosi che la denigrano, non ascolterò chi mi ricorda le sconfitte subite nelle coppe europee, comprerò giornali sportivi benevoli con i nerazzurri e guarderò programmi tv in cui so che c'è un conduttore di comprovata fede interista. Questo tipo di atteggiamento è stato esplorato in decine e decine di studi di psicologia sociale e di sociologia della comunicazione, ed è alla base della teoria dell'*esposizione selettiva*, che spiega appunto come nella scelta dei nostri consumi mediatici abbiamo la tendenza a concentrarci sulle informazioni che coincidono con le nostre convinzioni e con tutto ciò che può rafforzare le nostre opinioni. Se mi piacciono le patatine fritte, frequenterò più fast food e meno trattorie, e accetterò inviti a cena da chi frigge bene, senza impazzire per i fan delle polpette. Sebbene negli anni Settanta e Ottanta questo approccio abbia subito delle battute di arresto, negli ultimi venti anni, con il nuovo ecosistema digitale, questa teoria sta vivendo una seconda giovinezza. È del tutto evidente come la proliferazione di mezzi e di contenuti permetta di personalizzare le scelte del singolo in maniera estrema, ma è altresì evidente come, soprattutto negli ultimi dieci anni, queste stesse scelte siano state figlie non di una libera e consapevole decisione, ma di sofisticatissime operazioni di instradamento sconosciute ai più. La nostra ipotesi è che il ruolo dei gusti stia sempre più scemando perché stiamo sempre più delegando le nostre scelte ai proprietari dell'All You Can Eat dove ci ostiniamo a mangiare. E chi è che sceglie il menu dei suddetti ristoranti? I famigerati algoritmi!

L'utile suggeritore

Quando parliamo di algoritmo, nell'ecosistema digitale, ci riferiamo a tutti i sistemi automatici di suggerimento. Gli algoritmi non sono nient'altro che sistemi di filtraggio delle informazioni, in grado di suggerire gli articoli più pertinenti per un determinato utente. Sono diventati sempre più essenziali quando la mole di informazioni, con cui avevamo a che fare ogni giorno, ha iniziato a non essere più gestibile con le sole forze del singolo individuo. Sono predominanti in campi estremamente diversi dell'agire umano, dalle playlist musicali ai match sentimentali, dai film da guardare agli oggetti con cui fare giardinaggio: tutto quello che vi viene proposto on-line deriva da un algoritmo. Negli ultimi trent'anni ne sono stati sviluppati tantissimi, con funzionamenti molto diversi, che possiamo dividere in tre grandi insiemi: quelli con un approccio collaborativo, quelli basati sul contenuto e quelli ibridi.

Quelli collaborativi usano la teoria secondo cui persone simili, che hanno fatto scelte simili in passato, le faranno anche in futuro. In questo modo, incrociando milioni di dati, l'algoritmo immagina che a me possa piacere una canzone che piace a persone a cui erano piaciute canzoni uguali a quelle che piacciono a me. Se a me piacciono canzoni dei Rolling Stones, e molti fan dei Rolling Stones che hanno ascoltato in passato gli stessi dischi che ho ascoltato io ora hanno iniziato ad ascoltare i Måneskin, allora il sistema mi proporrà le canzoni dei Måneskin. Il più famoso algoritmo di questo tipo è stato all'inizio quello di Amazon («chi ha comprato la *Divina Commedia* ha comprato anche *I Promessi Sposi*...»). E allo stesso modo il sistema di suggerimento collaborativo è stato usato nei primi anni anche dai social network. Il vantaggio di questo sistema è che rende assolutamente superfluo il sapere di cosa stiamo parlando. L'algoritmo considera allo stesso modo la nostra ipotetica passione per le armi d'assalto o per le figurine delle band di K-pop. Il che vuol dire risparmiare dati e informazioni e, di conseguenza, calcoli da fare.

L'approccio based-content invece considera il contenuto dell'*oggetto* in questione, valutando quante più caratteristiche possibili dello stesso, per proporre poi *prodotti* simili a quello che abbiamo scelto, sperando che ci possano piacere allo stesso modo. Se ho acquistato una lampada da campeggio, il sistema, che sa tutto di questo prodotto, sa che viene utilizzato soprattutto da campeggiatori, e quindi mi proporrà di acquistare sacchi a pelo, tavolini o sedie portatili.

Ovviamente, da questi primi due modelli si sono poi sviluppati algoritmi in grado di combinare i due approcci in un potentissimo sistema *ibrido* che somma le caratteristiche di entrambi, raggiungendo risultati di precisione e accuratezza sbalorditivi. L'algoritmo di Netflix è stato il primo famoso di questo tipo. Ma tutto questo è niente rispetto a quello che è successo negli ultimi dieci anni, in cui gli algoritmi hanno fatto altri passi da gigante, affinando ulteriormente le loro capacità, sommando molte altre variabili ai loro sistemi, da quelle di geolocalizzazione (grazie agli smartphone), a quelle sull'apprendimento basato sul rinforzo positivo, all'accresciuta capacità di calcolo resa possibile dall'intelligenza artificiale.

Perché allora da utili sistemi di suggerimento, capaci di guidare gli utenti nel mare magnum della rete, questi strumenti si sono trasformati nei veri padroni delle nostre menti? Quali evidenze empiriche esistono a sostegno di questa tesi? Il nostro approccio all'informazione sta realmente cambiando a causa di una fredda serie di stringhe di codice informatico?

Il diabolico manipolatore – la radicalizzazione algoritmica

Il problema nasce quando si sommano tutti gli effetti dei fenomeni che abbiamo descritto nelle pagine precedenti: i gusti del pubblico, che tendono a concentrarsi su quello che percepiamo come più simile a noi, l'arrivo delle piattaforme e dei social network, la moltiplicazione esponenziale dei contenuti, anche, e soprattutto, di quelli non verificati, e infine gli algoritmi che indirizzano gli utenti nei modi che abbiamo appena raccontato. Il risultato è la tempesta perfetta: la radicalizzazione algoritmica, il fenomeno che si manifesta quando gli utenti vengono spinti dagli algoritmi verso contenuti sempre più radicali e radicalizzanti. Quando sono on-line, il fenomeno dell'esposizione selettiva viene portato alle estreme conseguenze: mi verranno consigliati post, interazioni, contenuti e utenti sempre più simili a me e a persone che la pensano come me, così facendo si creeranno delle «echo chamber», delle camere di risonanza, dove le nostre idee si rinforzeranno a vicenda, a prescindere dalla fondatezza o dalla veridicità dei fatti a sostegno delle nostre opinioni. In queste «bolle» virtuali l'assenza di contraddittorio esalta la polarizzazione del gruppo, rassicura i partecipanti sulla bontà delle loro tesi, e lascia il campo aperto a ogni tipo di manipolazione.

Un interessantissimo studio di ricercatori italiani (Cinelli, De Francisci Morales, Starnini, Galeazzi, Quattrociocchi, 2021) ha dimostrato scientificamente, analizzando milioni di post su temi controversi, sui più importanti social network, quello che da anni è ormai una percezione diffusa degli addetti ai lavori: «Gli algoritmi dei feed mediano e influenzano la promozione dei contenuti tenendo conto delle preferenze e degli atteggiamenti degli utenti. Questo cambiamento di paradigma ha influenzato la costruzione delle percezioni sociali e l'inquadramento delle narrazioni; può influenzare il policy making, la comunicazione politica e l'evoluzione del dibattito pubblico, soprattutto su argomenti polarizzanti. Gli utenti on-line tendono a preferire le informazioni che aderiscono alle loro visioni del mondo, a ignorare le informazioni dissenzienti e a formare gruppi polarizzati intorno a narrazioni condivise. Inoltre, quando la polarizzazione è alta, la disinformazione prolifera rapidamente».

Sulla rapida proliferazione delle fake news è utile citare anche uno studio apparso su *Science* nel 2018 (Vosoughi et al.), in cui esaminando milioni di tweet dal 2006 al 2017 si dimostra come le bugie si diffondano molto più velocemente della verità: «Le fake news si diffondono significativamente più lontano, più velocemente, più profondamente e più ampiamente della verità in tutte le categorie di informazioni, e gli effetti sono più pronunciati per le false notizie politiche che per le false notizie sul terrorismo, sui disastri naturali, sulla scienza, sulle leggende metropolitane o sulle informazioni finanziarie».

Siamo partiti dal suggerimento per la scelta di un libro, e ora stiamo parlando dell'anima delle nostre democrazie. Ci stiamo suggestionando o quello che sembrava un semplice cambio di menu sta diventando un cambio di paradigma?

Dieta e democrazia

Riassumendo abbiamo: utenti sempre più connessi, e sempre più dipendenti dai social network per quanto riguarda, ad esempio, l'accesso alle news, algoritmi che spingono gli stessi utenti in «recinti» (echo chamber), in cui gli stessi si autoalimentano con notizie, convinzioni e credenze, spesso false, che rinforzano le loro opinioni, e infine, come ciliegina sulla torta, luoghi virtuali di scontro violentissimo, in cui gli appartenenti alle rispettive fazioni si combattono per la gioia delle piattaforme-padrone-di-casa, che, grazie a questi scontri inutili, improduttivi e infiniti, aumentano il tempo in cui gli utenti permangono on-line, e quindi i loro profitti.

La cosa incredibile è che sono caduti vittime di questo meccanismo non solo utenti con bassi livelli di scolarizzazione, facilmente manipolabili, ma anche, ed è molto più grave, fior fior di opinionisti, politici, intellettuali, professori, giornalisti, scrittori e artisti, che vengono catturati quotidianamente nella trappola degli hater, dei flame, delle dispute verbali, pure con bot e profili finti, e finiscono per perdere ore e ore on-line, alimentando il Golem digitale, invece che combatterlo.

Se fossimo ottimisti, diremmo che la situazione è grave. Ulteriore conferma alle nostre preoccupazioni arriva da uno studio di alcuni ricercatori tedeschi (Maati, Edel, Saglam, Schlumberger & Sirikupt, 2023) su informazione e democrazia, in cui si dimostra come la digitalizzazione delle nostre società favorisca il decadimento delle democrazie, comparando Stati Uniti d'America e Germania.

Le concause citate dagli scienziati teutonici combaciano con quanto abbiamo fin qui sostenuto: «Le tecnologie digitali assistite dall'intelligenza artificiale espongono le società a un'abbondanza di informazioni contraddittorie, limitano la capacità dei cittadini di valutare la loro affidabilità e rafforzano la diffusione su misura della disinformazione. [...] È possibile che queste caratteristiche spingano alcuni cittadini verso l'agnosticismo informativo, con conseguente depoliticizzazione e apatia politica. Altri potrebbero diventare miscredenti che mostrano atteggiamenti negativi verso la democrazia e/o si impegnano in azioni antidemocratiche». Tra i casi citati dalla ricerca ci sono ad esempio l'assalto a Capitol Hill negli Stati Uniti (2021) e l'assalto al Bundestag (2020) contro le norme anti-Covid.

In attesa di capire se lo stravolgimento nei processi di scelta dei nostri consumi mediatici riguardi «solo» il nostro media mix o le nostre società in generale, possiamo intanto datare l'inizio di questo percorso nel febbraio del 1996, quando negli USA venne approvato dal Congresso l'emendamento (Section 230) che aggiornava la legge sulle comunicazioni, il Communication Act, alla luce delle novità tecnologiche di allora. Fu in quel momento che si decise, con la tipica leggerezza che spesso accoglie le nuove tecnologie, che «nessun fornitore o utente di un servizio informatico interattivo potrà essere considerato come editore o diffusore di informazioni fornite da un altro fornitore di contenuti informativi». Quindi, le piattaforme non diventano «editori» nel senso tradizionale del termine, ma semplici «ripetitori» di contenuti, per i quali non possono essere ritenuti responsabili. Da lì in avanti il caos in questo campo ha regnato sovrano, e ora, nonostante apprezzabili tentativi legislativi, sembra impossibile far rientrare il genio nella lampada.

La domanda allora torna, ed è sempre più pressante: quando parliamo della nostra dieta mediatica parliamo anche della salute delle nostre democrazie e delle nostre società? Una dieta equilibrata, con prodotti di qualità, filiere controllate, editori seri, contenuti diversi, plurali, controllati e verificati, agenzie di controllo in grado di smascherare tentativi di manipolazione e di falsificazione, ecco, una dieta così, garantisce la salute di una società fondata sul libero e democratico accesso a informazioni veritiere. Mentre una dieta sbilanciata, controllata da agenti esterni, con interessi privati, guidata dal profitto, una dieta piena di consumi artefatti, zeppa di prodotti nocivi, non controllati, creati per generare odio e caos, non può che portarci verso il baratro di società sempre meno libere, sempre meno sovrane e sempre meno democratiche.

L'eterna battaglia: Uomo vs Macchina – Turing DJ test – Turing Libraio test

Con il cuore gonfio di preoccupazioni e l'ansia che spero di avervi instillato negli ultimi paragrafi, ora possiamo chiederci quanto siamo lontani dai cupi scenari che abbiamo prospettato? Quanto gli algoritmi sono veramente intelligenti, e quanto, con l'arrivo delle più recenti tecnologie di intelligenza artificiale, possiamo ancora distinguere un selezionatore umano da un suggeritore meccanico? Siamo già arrivati alla singolarità predetta dal matematico Alan Turing, il momento in cui le scelte dell'IA saranno indistinguibili dalle nostre? Che differenza c'è tra le playlist proposte dall'algoritmo di Spotify e le scelte musicali di una DJ che ha passato una vita nei club di mezza Europa a far ballare le persone? Sapreste distinguere i suggerimenti di un esperto e geniale libraio, da quelli dell'algoritmo di Amazon? Proviamo a capirlo con due piccoli test di nostra creazione: il Turing DJ test e il Turing Libraio test.

TURING DJ TEST – Abbiamo chiesto al noto DJ italiano, che ha passato sveglio la gran parte delle notti che ha vissuto, Lele Sacchi, di comporre per noi una playlist di dieci brani prendendo come riferimento un ipotetico genere Musica Dance anni '80. Contemporaneamente abbiamo interrogato Spotify chiedendo di fornirci una playlist con lo stesso contenuto. Del nostro DJ in carne e ossa possiamo dirvi che è anche un conduttore radiofonico, un promoter, un produttore musicale, e che ha scritto un libro molto bello (*Club Confidential. Cultura, dancefloor e rivoluzioni*: un dj racconta la notte), degli algoritmi vi abbiamo già detto fin troppo. In questa pagina troverete le due playlist una di fianco all'altra, ma solo nella pagina successiva vi sveleremo chi è l'autore dell'una e dell'altra. Qualora la maggioranza dei nostri lettori fosse in grado di distinguere il lavoro frutto dell'ingegno umano da quello artificiale, allora vorrà dire che in questo campo la singolarità è ancora di là da venire. Altrimenti vorrà dire che la zona grigia di convivenza tra le due intelligenze è già iniziata, e che quindi dobbiamo stare ancora più attenti a quello che ascoltiamo e a capire da dove arriva.

PLAYLIST 1	**PLAYLIST 2**
1. *Don't You Want me* – The Human League	1. *Celebration* – Kool & The Gang
2. *Sweet Dreams* – Eurythmics	2. *Jump (for My Love)* – The Pointer Sisters
3. *Pump Up The Jam* – Technotronic	3. *D.i.s.c.o.* – Ottawan
4. *Kiss* – Prince	4. *We Are Family* – Sister Sledge
5. *Thriller* – Michael Jackson	5. *Faith* – George Michael
6. *The message* – Grandmaster Flash and the Furious Five	6. *Tainted Love* – Soft Cell
7. *Blue Monday* – New Order	7. *The Loco-Motion* – Kylie Minogue

8. *Rio* – Duran Duran	8. *Maniac* – Michael Sembello
9. *Pump Up The Volume* – Marrs	9. *I'm So Excited* – The Pointer Sisters
10. *Close To Me* – The Cure	10. *Sweet Dreams* – Eurythmics

TURING LIBRAIO TEST – Sapreste distinguere il lavoro di freddi microchip, da quello di una leggenda dell'editoria nostrana? Abbiamo contrapposto al sistema di suggerimento automatico della più grande libreria al mondo, le sinapsi del più acuto, originale, brillante, e popolare libraio italiano: Romano Montroni. Se esistesse una nazionale dei librai lui sarebbe il presidente, l'allenatore, il capocannoniere e, ovviamente, il capitano di una siffatta compagine. Romano Montroni ha cresciuto generazioni di lettori, ha creato nuovi modelli di diffusione dei nostri amati libri e ha valorizzato migliaia di testi e autori, che, senza il lavoro indispensabile dei librai, sarebbero rimasti sconosciuti ai più. Partendo dallo stesso libro, *Il giovane Holden*, abbiamo chiesto, prima ad Amazon, e poi a Montroni, di suggerire una lista di sei libri, legati dal giudizio positivo del lettore: se ti è piaciuto *Il giovane Holden*, ti piacerà anche il libro X, se ti è piaciuto X, ti piacerà anche Y…e via di seguito, fino a comporre una lista di sei libri. Anche in questo caso troverete nella prossima pagina la lista del libraio, e quella ottenuta facendo lavorare l'algoritmo di Amazon, ovvero controllando i libri suggeriti a chi avesse apprezzato il libro precedente. Qualora più della metà dei nostri lettori non fosse in grado di distinguere la lista proposta dal lavoro certosino di Montroni, allora vorrà dire che, anche in questo campo, avremo già raggiunto la sopracitata singolarità.

LISTA 1	**LISTA 2**
1. *Il giovane Holden* – J.D. Salinger	1. *Il giovane Holden* – J.D. Salinger
2. *Martin Eden* – Jack London	2. *Jack Frusciante è uscito dal gruppo* – Enrico Brizzi
3. *Il libro dei perché* – Gianni Rodari	3. *Un gioco da bambini* – James G. Ballard
4. *Sono molte le cose umane* – Benedetta Cibrario	4. *L'enigma di Fermat* – Amir D. Aczel
5. *Tutto chiede salvezza* – Daniele Mencarelli	5. *Lo scudo di Talos* – Valerio Massimo Manfredi
6. *Open* – Andre Agassi	6. *Open* – Andre Agassi

Cosa ci insegna questo piccolo e per nulla innocente gioco? Ci spiega la differenza fondamentale, qualitativa dei due processi: la curatela è una competenza specifica, umana, si forma in anni di lavoro, studio, riflessioni, e nessun algoritmo mai potrà eguagliarla. Certo, ci saranno emulazioni più o meno riuscite, ma mai si potranno eguagliare i meccanismi di scelta del nostro cervello. Le nostre scelte derivano dalla somma delle nostre esperienze, dai successi e dagli insuccessi, da ciò che ci ha fatto ridere e piangere. Un DJ che ha passato centinaia di notti a far vibrare le emozioni del pubblico sa come sintonizzarsi con le viscere della folla, con i cuori del dancefloor, e questo un algoritmo non potrà mai farlo. L'arte ha a che fare con l'irrazionale, ovvero con l'unica cosa che un software non capisce e non può riprodurre. Lo stesso discorso vale per i suggerimenti di un libraio, per le scelte del curatore di una mostra: sono attività frutto di anni di fatica, e come tali vanno remunerate. Qui sta un aspetto interessante della questione: quanti stanno sostituendo l'attività di selezione umana con quella gratuita e computerizzata? Certo, se a una festa metto la playlist di Spotify non pago nulla, se invece voglio un DJ lo devo pagare. Ma che festa orrenda viene fuori senza un mago della consolle? Che ne sa un freddo software di quanto in alto stanno saltando quelli che riconoscono le prime note di *Jump* dei Van Halen? E che ne sa Apple Music di quanti inizieranno a fare le facce buffe al ritmo di *Gangnam Style*? E come fa l'algoritmo a capire cosa mi è piaciuto del fondamentale testo di Max Brooks *Manuale per sopravvivere agli zombie*? Come può cogliere le sfumature ironiche e autoironiche di un testo come questo? L'algoritmo mi legge nel cervello, come i cattivi dei film di James Bond, il mio libraio di fiducia, invece, mi legge nell'anima, e sa benissimo come far vibrare le corde del mio cuore.

6
Le diete

Consigli

Sedetevi, fate un grosso respiro e preparatevi a cambiare vita. Se siete arrivati fino a qui, avete affrontato un viaggio lungo e difficile: siete scesi negli abissi delle abitudini che negli ultimi dieci anni hanno rivoluzionato i comportamenti delle popolazioni mondiali. Avete visto come sono fatti gli alimenti che nutrono il vostro cervello, avete toccato con mano il disordine e lo squilibrio indotto dai nuovi consumi digitali, avete constatato la gravità delle dipendenze causate dai nuovi mezzi di comunicazione, e avete calcolato il vostro Indice di Massa Mediatica. Per ultimo, avete anche compreso l'importanza della volontarietà delle scelte che dovete compiere: non dovete più essere schiavi passivi di un algoritmo, ma potete diventare protagonisti attivi della vostra cucina mediatica. Questo significa che è arrivato il momento di agire!

Ora dovete individuare la dieta più adatta a voi, quella in grado di far rientrare il vostro IMM entro limiti accettabili, oppure quella che può aiutarvi a distribuire meglio le proprietà nutritive dei diversi media, in modo da migliorare il funzionamento del vostro intelletto. Partiamo da un presupposto fondamentale: non esiste una dieta buona per tutti. Ogni individuo è diverso, ognuno ha bisogno di differenti stimoli e consumi. Partite dal vostro IMM e provate a capire quale consiglio si adatta meglio alle vostre caratteristiche.

Nei paragrafi che seguono abbiamo elaborato diverse proposte in grado di venire incontro alle esigenze di gruppi differenti di individui. Partiremo da quelle adatte a chi ha già un buon IMM, per poi salire di livello, fino ad arrivare a diete in grado di disintossicare, letteralmente, persino i casi più gravi. Ovviamente, il nostro consiglio è sempre quello, una volta individuata l'opzione che vi sembra più adatta, di consultare comunque il vostro nutrizionista mediatico di fiducia, per avere un confronto personalizzato sulle scelte da compiere.

Le indicazioni che seguono hanno uno scopo principalmente informativo e non vogliono sostituire il parere di figure professionali come il nutrizionista mediatico, il medico della comunicazione o il dietista digitale, il cui intervento si rende necessario per la prescrizione e la composizione di terapie mediatiche personalizzate.

Avvertenze valide per tutte le diete. Abbiamo suddiviso la giornata in sette spazi, sono da intendersi in questo modo:

- **sveglia**: va dal momento in cui si aprono gli occhi, fino a quando ci si siede a tavola per fare colazione.
- **colazione**: comprende il tempo passato facendo colazione, fino a quando si esce fisicamente di casa per andare a lavorare/studiare.

- **mattina**: si intende lo spostamento casa-lavoro/scuola e tutta la mattinata, comprese le pause tipo snack di metà mattina, fino a quando inizia la pausa per il pranzo.
- **pranzo**: indica tutta la pausa pranzo, sia quella passata a tavola, sia il breve periodo di relax prima e dopo pranzo.
- **pomeriggio**: va dalla fine della pausa pranzo, fino a quando si torna nella propria abitazione, comprende anche lo spostamento lavoro-casa.
- **cena**: indica lo spazio tra l'arrivo a casa e la fine della cena.
- **sera**: è tutto il tempo che passa dalla fine della cena a quando si va a letto a dormire.

› LE PORZIONI: la riflessione sulle porzioni è strettamente personale e legata al vostro IMM, in generale considerate quelle indicate qui di seguito come «porzioni medie», o meglio come «razioni quotidiane suggerite per un individuo adulto normomediatico». Il concetto base da seguire è quello del pacchetto unico da consumare a ogni pasto, e cioè: una porzione media di giornale si riferisce a un quotidiano, una porzione di tv a un film, che equivale a due puntate di una serie tv (mai mischiare due serie diverse nello stesso pasto), oppure una porzione di social significa un consumo di massimo 15', che è possibile suddividere su più piattaforme. Per quanto riguarda cinema e teatro, ovviamente una porzione significa una proiezione e uno spettacolo, idem per i concerti, mentre per la musica registrata si intende un consumo medio tra i 45' e i 60', invece per la radio siamo sui 90'. Per i libri la porzione è intorno alle 20-40 pagine al giorno, a seconda del genere, mentre per i podcast sono concesse due puntate di podcast diversi al giorno, ma in momenti differenti della giornata, mai di seguito. Potrete poi facilmente aggiustare le porzioni suggerite in base al vostro IMM e ai KCon del singolo alimento: più è basso il vostro IMM più potrete stare abbondanti con le razioni, mentre più KiloContenuti ci sono in un alimento, più ne potrete assumere.

La dieta di mantenimento (normocalorica)

CONSIGLIATA PER IMM INFERIORE A ZERO

La dieta di mantenimento è indicata per i profili Mediasnelli; è una tipica dieta di base, in cui gli alimenti sono perfettamente bilanciati e seguono l'andamento della piramide mediatica, non avendo il soggetto interessato a questa dieta particolari esigenze di dimagrimento. Questa proposta comprende consumi molto vari e ben distribuiti nel corso della settimana, con la possibilità di sostituire gli alimenti dei gruppi omogenei a piacimento.

Una dieta come questa dovrebbe apportare all'organismo all'incirca 800-900 KiloContenuti a settimana, tenendo presente una certa variabilità dovuta alle scelte dei singoli pacchetti per i quali si è pensato di optare all'interno dei differenti mezzi.

Come vedete, la mattina si parte sempre con un risveglio musicale, che permette alle sinapsi del nostro cervello

IL SEGUENTE GRAFICO MOSTRA LA **DIETA DI MANTENIMENTO** SETTIMANALE PER **PROFILI MEDIASNELLI (IMM<0)**

	LUN	MAR	MER	GIO	VEN	SAB	DOM
SVEGLIA	MUSICA	MUSICA	MUSICA	MUSICA	MUSICA	RADIO	RADIO
COLAZIONE	RADIO + GIORNALE	PODCAST	GIORNALE	RADIO	RADIO + GIORNALE	GIORNALE	GIORNALE
MATTINA	LIBRO SOCIAL	GIORNALE SOCIAL	LIBRO SOCIAL	GIORNALE SOCIAL	SOCIAL MUSICA	DETOX	DETOX
PRANZO	MUSICA	TG	SOCIAL	RADIO	TG	SOCIAL	SOCIAL
POMERIGGIO	LIBRO YOUTUBE	RIVISTE RADIO	VIDEO GAME RADIO	PODCAST NEWS ON-LINE	MUSICA SOCIAL	PODCAST	MUSEO
CENA	TG/NEWS ON-LINE	TG	TG	MUSICA	TG	TG	TG
DOPOCENA	FILM TV LIBRO	CINEMA	TALK TV LIBRO	SERIE TV LIBRO	TEATRO	CONCERTO	FILM TV

di rimettersi in moto lentamente, senza strappi, abituandosi piano piano al nuovo stato di veglia. Si raccomanda di ascoltare la propria musica preferita, meglio se selezionata direttamente da voi, bypassando le banali scelte dell'algoritmo, anche durante le abluzioni mattutine, anzi questo tipo di fruizione è fortemente consigliata, perché permette di sincronizzare il proprio tempo interiore con il ritmo dell'ambiente circostante.

Solo dopo aver completato i rituali del risveglio, potrete accendere il vostro smartphone. Nel caso in cui non abbiate una linea telefonica fissa e siate obbligati a tenerlo acceso anche di notte per ricevere eventuali telefonate di emergenza, ci raccomandiamo lo spegnimento della linea dati del cellulare, in modo da ridurlo a un semplice terminale telefonico. Le uniche eccezioni consentite allo spegnimento, o allo spegnimento dei dati, riguardano il personale medico d'urgenza (anestesisti, rianimatori, cardiochirurghi ecc.) oppure chi svolge compiti relativi alla sicurezza nazionale (corpi speciali delle forze di polizia, agenti sotto copertura, generali di corpi d'armata impegnati in operazioni di peacekeeping ecc.). Al di fuori di queste rare eccezioni, il telefonino di notte va spento o ridotto all'impotenza digitale, se resta acceso deve regredire allo status primordiale di cornetta. Giusto perché non ci siano fraintendimenti: l'appuntamento galante dell'amica con il campione regionale di padel, oppure il post in bikini della vostra panettiera preferita non rientrano tra queste emergenze. Non lo diciamo perché siamo cattivi, lo diciamo perché durante il sonno il vostro cervello deve essere lasciato in pace. Ci abbiamo messo millenni a costruire rifugi sicuri per la nostra specie, dove poter riposare serenamente la notte, senza paura di essere sbranati da bestie feroci, e ora che ci siamo riusciti, che facciamo? Mettiamo a dormire di fianco a noi un «generatore di ansia», che ha come scopo finale quello di toglierci ore di sonno, per colpirci quando siamo più vulnerabili.

Abbiamo fatto di tutto per fermare le zanzare che ci svegliano proprio mentre dormiamo di gusto, ci siamo cosparsi di unguenti pestilenziali, che allontanano in primis i nostri partner, abbiamo installato zanzariere elettrificate in titanio, che non farebbero passare nemmeno un T-Rex, e poi che facciamo? Riponiamo un nido di zanzare digitali proprio di fianco alla nostra testa? No, no e ancora no!

Detto questo, mentre iniziate la colazione potete accendere il vostro smartphone, ma solo per controllare i messaggi ricevuti, tipicamente su Whatsapp, e rispondere a quelli più urgenti, che necessitano una risposta. Evitate meme e chat demenziali, avete altro di meglio da fare. Potete accendere la radio per sapere le ultime notizie, oppure lasciar proseguire la musica che avete messo in precedenza e iniziare a sfogliare un giornale di carta, o digitale, per lo stesso motivo di cui sopra: orientarvi nel tempo e nello spazio sociale, non in quello social. In questo momento della giornata, è importante che sappiate cosa sta succedendo intorno a voi, qualunque sia il vostro lavoro o la vostra occupazione. Essere informati vuol dire essere liberi, e affidarsi a fonti di informazione affidabili, sicure e plurali. In questa dieta di mantenimento ci rivolgiamo a soggetti già ben posizionati dal punto di vista dei consumi; quindi, avremo gioco facile nel suggerire in questa prima fase della mattina la lettura di un giornale, che può proseguire nel tragitto casa-lavoro, oppure l'ascolto di un giornale radio o di una trasmissione radiofonica, sempre nell'area news, con le stesse modalità. Qualora si voglia optare per l'aspetto informativo a casa, si potrà poi, mentre ci si sposta, passare a un consumo editoriale diverso, di più ampio respiro come un libro (anche in forma e-book), o una rivista cartacea. È importante in questa fase non cadere nel buco nero dei social network. La mattina le nostre difese immunomediatiche sono sensibilmente più basse, e in caso di pendolarismo su treni o metropolitane, ad esempio, basta pochissimo per essere inghiottiti dallo scrolling compulsivo. Se state leggendo questo libro su un mezzo di trasporto, alzate lo sguardo intorno a voi: vedrete un 80-90% di persone immerse nello schermo dei loro cellulari. Sono amici in difficoltà, persone che soffrono, anche se non lo sanno ancora, di un grave disequilibrio nella loro dieta mediatica. Dobbiamo abbracciarli fortissimo e aiutarli a intraprendere, come avete fatto voi, un percorso di rinascita e di liberazione. Magari non abbracciateli adesso, in questo momento, per evitare una denuncia per molestie, però se li vedete tutti i giorni fategli capire, piano piano, che si può cambiare, e che la vita è oltre quel piccolo led.

In questa dieta, una rapida occhiata ai social network è consentita in uno dei momenti di pausa della mattina, oppure prima di pranzo, ma, non essendo i soggetti a cui ci rivolgiamo particolarmente dipendenti da queste piattaforme, basteranno cinque minuti per capire se là sopra è successo qualcosa che merita la nostra attenzione o no. Dopodiché, nello spazio del pranzo, sarete abbastanza liberi di cambiare tipo di alimento, in base alla piega che avrà preso la vostra giornata: c'è una grande variabilità consentita tra carboidrati (musica), proteine (radio/podcast), grassi «buoni» (telegiornali) e zuccheri (social). Questo è possibile perché poi, nel pomeriggio e prima di cena, la prevalenza sarà di proteine e contenuti news in grado di portarci verso sera in perfetto equilibrio. Il momento cena, che per noi rappresenta lo spazio da quando si entra in casa fino alla fine della cena vera e propria, viene giocato con il classico contenuto «telegiornale» per chiudere il cerchio iniziato la mattina: si fa il punto di quello che è accaduto intorno a noi, con le edizioni delle 19 per chi vuole poi mangiare senza distrazioni, o con quelle delle 20 e simili, per chi invece ama sommare i due consumi, alimentare e mediatico. Essendo stati molto «virtuosi» per tutto il giorno, la sera ci possiamo concedere consumi piuttosto vari, con una buona presenza televisiva e un'importante quota di eventi live come concerti e spettacoli teatrali, oppure film al cinema. Qualora il consumo di prima serata sia quello televisivo, per «sgrassare» bene il cervello prima del sonno è consigliabile una lettura di qualche pagina, anche a letto, del libro del momento, o di una buona rivista. Per la sera è importante, inoltre, che il telefonino venga spento/ridotto-a-cornetta molto tempo prima di addormentarsi. Da evitare nella maniera più assoluta il consumo bulimico a letto, mentre si è già sdraiati, di social network e affini. Di regola sarebbe bene spegnerlo almeno un'ora prima del sonno, ma più si anticipa, meglio è. Nel fine settimana invece cerchiamo di scendere con lo screen time il più possibile, limitiamo al massimo la presenza on-line, e inseriamo un consumo come quello museale o relativo a mostre, per avere il tempo di guardare, capire e assorbire quello che abbiamo visto.

La dieta di mantenimento è l'obiettivo a cui dobbiamo tendere, un mix equilibrato di consumi che ci permette di scegliere, di decidere in autonomia, di variare, di divertirci e di godere della bellezza dei mezzi che abbiamo inventato per comunicare. Non c'è particolare sofferenza in questa dieta, non c'è troppa fatica, è un punto di arrivo, un piccolo paradiso, per raggiungere il quale, però, molti di voi dovranno attraversare l'inferno delle privazioni. E non dite che non vi avevo avvertito.

La dieta a zona

CONSIGLIATA PER IMM TRA 0 E 100

La dieta a zona è una delle più recenti innovazioni nel campo del nutrizionismo mediatico. Parte da una semplice supposizione, la giornata è divisa in tre maxi-zone, mattina/pomeriggio/sera, e per ogni zona esiste un consumo mediatico corretto. La distribuzione degli alimenti nelle tre zone segue dei presupposti che hanno a che fare in

IL SEGUENTE GRAFICO MOSTRA LA **DIETA A ZONA**
PER PROFILI CHE HANNO UN **IMM 0-100**

	LUN	MAR	MER	GIO	VEN	SAB	DOM
SVEGLIA	DETOX	DETOX	DETOX	DETOX	DETOX	MUSICA	MUSICA
COLAZIONE	GIORNALE	GIORNALE	GIORNALE	GIORNALE	GIORNALE	GIORNALE	GIORNALE
MATTINA	LIBRO	RIVISTE	LIBRO	RIVISTE	LIBRO	DETOX	DETOX
PRANZO	RADIO	PODCAST	MUSICA	RADIO	PODCAST	MUSICA	MUSICA
POMERIGGIO	SOCIAL YOUTUBE	RIVISTE MUSICA	SOCIAL VIDEO GAME	SOCIAL NEWS ON-LINE	SOCIAL VIDEO GAME	PODCAST	MUSEO
CENA	TV	TV	TV	TV	TV	TV	SOCIAL
DOPOCENA	CONCERTO LIBRO	CINEMA	TEATRO LIBRO	DETOX	MUSEO	DETOX	LIBRO

parte con criteri plausibili e ispirati al buon senso, in parte con un'aleatorietà e un'imprevedibilità che hanno fatto storcere il naso a più di un nutrizionista mediatico. I buoni risultati, che questo tipo di dieta ha ottenuto con i profili normomediatici e sovramediatici (soprattutto per chi ha un IMM intorno al 75-80), ci hanno convinto a inserirla comunque nel nostro manuale, con la speranza che possa evitare a chi è nella zona grigia tra equilibrio e squilibrio mediatico di restare sotto i 50 punti di IMM, per poi continuare il percorso virtuoso verso lo zero.

La dieta a zona ha un significativo apporto di KCon, indicativamente intorno ai 1000-1200 alla settimana. È strutturata in maniera da garantire all'organismo delle aree libere da consumi eccessivi, e pertanto permette un migliore assorbimento dei KCon di ogni alimento.

Le maxi-zone mattina/pomeriggio/sera comprendono una mattina (che per noi parte dalla sveglia e arriva fino a pranzo) totalmente screen-free, senza nessun tipo di schermo, tanto meno quello dello smartphone. Uniche eccezioni concesse: il controllo dei messaggi ricevuti su Whatsapp alle 09.00, alle 11.00 e alle 13.00, solo nei casi in cui ci siano ragioni lavorative per le quali sia necessario rispondere a tali messaggi, e l'utilizzo di un personal computer, nel luogo di lavoro, qualora il soggetto debba per forza utilizzare questo strumento per motivi professionali.

Al di là di questo la mattina non prevede altro utilizzo di schermi. Concessi, e anzi consigliati, giornali, libri, riviste, oltre a radio, podcast e musica, a piacimento. Gli schermi vengono introdotti nel pomeriggio, ma con importanti distinzioni: mentre è consentita una rapida consultazione dei propri profili social (non più di 15') nel break di metà pomeriggio, la fruizione di contenuti televisivi di ogni tipo (tv lineare, streaming, YouTube) è concessa solo dopo le 18.30, e mai dopo le 21.30. La finalità di questa indicazione è volta a concentrare lo screen time del soggetto nelle tre ore del tardo pomeriggio e dell'inizio serata, affinché questa «zona» venga percepita come un momento di svago e relax della giornata, in cui inserire però anche argomenti dell'area news, per lasciare poi il dopocena libero per la fruizione di carboidrati, fibre e proteine.

Nella zona «sera» (per noi il dopocena), il soggetto si può dedicare a fruizioni di eventi live, molto nutrienti, come gli spettacoli teatrali, i concerti e le visite a mostre e musei. Il tutto completato da altre fibre come i film visti al cinema, le immancabili proteine dei libri e una o due serate totalmente media-free da passare con amici, familiari o semplici sconosciuti. Nel weekend aumentano le zone media-free per privilegiare carboidrati (musica e giornali), proteine (podcast), fibre (musei) e diminuire drasticamente i grassi e gli zuccheri al minimo.

La dieta a zona agisce sulla nostra percezione dell'arco temporale, liberando grosse fette della nostra giornata dalla schiavitù del sempre-connesso. Questo approccio parte proprio dalle limitazioni dello screen time e del tempo di connessione a Internet, per permetterci di avere più momenti da occupare con attività utili e incentrate sulla volontarietà delle scelte operate. La dieta a zona favorisce il recupero dei gusti del singolo, e viene spesso usata nei processi di riparazione dei recettori dei sapori, in seguito a eventi traumatici, come le indigestioni da scroll o le allergie dovute alle sofisticazioni mediatiche delle timeline.

Anche per la dieta a zona, così come per tutte quelle proposte in questo libro, vale la regola dello spegnimento notturno dello smartphone, premessa indispensabile per una vita sana, bilanciata e armoniosa.

La dieta mediterranea

CONSIGLIATA PER IMM TRA I 90 E I 250

La dieta mediatica mediterranea è, prima ancora che una dieta, uno stile di vita. Un modo di intendere il nostro rapporto con la comunicazione radicalmente diverso da tutti gli altri. La DMM punta sull'esaltazione dei mezzi e dei contenuti creati, inventati, sviluppati e messi a punto intorno al bacino del Mar Mediterraneo. Per convenzione, e per diretta estensione, si considerano parte di questo progetto anche quegli alimenti mediatici nati nei Paesi limitrofi dell'Europa allargata. Tutti gli altri sono alimenti non graditi, in alcuni casi esplicitamente nocivi, in altri a malapena tollerati. L'importante è che nel vostro avvicinarvi alla dieta mediatica mediterranea seguiate pedissequamente le linee guida degli Istituti Internazionali di Nutrizione Mediatica, per evitare di assecondare falsi miti e credenze, che su questa dieta particolare si sono diffusi in tutto il mondo.

› ALIMENTI CONCESSI:
- *Giornali* (i primi fogli di notizie sono dei tempi della Serenissima)
- *Teatro* (si fa risalire agli antichi greci)
- *Libri* (dai papiri degli egizi, alla stampa del tedesco Gutenberg)
- *Musica dal vivo* (dalla tradizione ebraica all'antica Roma)
- *Musica registrata* (il fonautografo fu inventato da un francese, l'americano Edison arrivò dopo con il fonografo, ma il grammofono chiude definitivamente il discorso, essendo stato inventato da un tedesco, solo in età adulta naturalizzato statunitense)
- *Radio* (nasce grazie al nostro Guglielmo Marconi)
- *Telefono* (si considera Antonio Meucci come inventore reale)
- *Cinema* (francese, grazie ai fratelli Lumière)
- *Videogame* (il primo esemplare nasce all'Università di Cambridge)

› ALIMENTI VIETATI:
- *Televisione* (si considera l'origine statunitense, poiché il modello con il tubo catodico, quello che si è diffuso nel Novecento, è stato inventato dall'americano Philo Farnsworth)
- *Personal computer* (nasce nei garage della Silicon Valley a metà anni Settanta)
- *Cellulare/Smartphone* (l'invenzione è dell'americano Martin Cooper che lavorava per Motorola)

– *Social network* (di derivazione americana, poi diffusi globalmente, ma mai con origini mediterranee)
– *Piattaforme streaming/vod* (nascono, tanto per cambiare, in California)

La dieta mediatica mediterranea rappresenta un approccio alternativo al consumo mediatico mainstream. La sua peculiarità, dovuta al «sovranismo mediatico» di impronta europeista, di cui è espressione, la colloca al centro di interessanti dispute sugli effetti a lungo termine di un siffatto regime alimentare. È possibile togliere la televisione da un consumo quotidiano? È concepibile elimi-

IL SEGUENTE GRAFICO MOSTRA LA DIETA MEDIATICA MEDITERRANEA PER PROFILI CHE HANNO UN **IMM 90-250**

	LUN	MAR	MER	GIO	VEN	SAB	DOM
SVEGLIA	MUSICA	MUSICA	MUSICA	MUSICA	MUSICA	MUSICA	MUSICA
COLAZIONE	RADIO	RADIO	RADIO	RADIO	RADIO	RADIO	RADIO
MATTINA	GIORNALE	GIORNALE	GIORNALE	GIORNALE	GIORNALE	GIORNALE	GIORNALE
PRANZO	RIVISTE	RADIO	MUSICA	RIVISTE	RADIO	MUSICA	MUSICA
POMERIGGIO	VIDEO GAME LIBRO	VIDEO GAME MUSICA	RADIO VIDEO GAME	VIDEO GAME MUSICA	VIDEO GAME RIVISTE	DETOX	MUSEO
CENA	RADIO	RADIO	MUSICA	RADIO	MUSICA	DETOX	RADIO
DOPOCENA	CINEMA	LIBRO	DETOX	DETOX	TEATRO	DETOX	CONCERTO

nare la propria presenza social, senza ripercussioni gravi sulla composizione del proprio mediatocrito? Le due domande vanno di pari passo: la DMM si è infatti diffusa negli ultimi decenni, ben prima dell'avvento di Internet, e già intorno agli anni Ottanta aveva fatto proseliti in una consistente fetta di popolazione, che si vantava di non possedere in casa alcun apparecchio televisivo. Ci sono quindi evidenze concrete, reali, riferite a gruppi di individui esistenti, sugli effetti nel lungo periodo della nostra dieta mediatica mediterranea.

I soggetti in questione stanno bene: vivono una vita serena, senza che si siano evidenziate falle o lacune specifiche nel loro sviluppo mediatico-cognitivo. Sono in grado di affrontare la vita sociale in maniera informata e consapevole, e i loro legami interpersonali non hanno risentito negativamente di tale scelta, anzi la grossa fetta di tempo, che hanno a disposizione in più rispetto al resto della popolazione, fa sì che questi soggetti siano particolarmente attivi e intraprendenti nelle loro comunità. Chi segue la DMM spesso è impegnato in attività sociali, partecipa a molti più eventi dal vivo della media della popolazione, coltiva legami profondi con una fitta rete di amici e conoscenti, e ha una vita sentimentale del 27% più ricca rispetto ai suoi coetanei. Questi soggetti si riconoscono facilmente, e non perdono occasione di ribadire le ragioni della loro scelta, senza timidezza, anzi con fierezza e orgoglio, di fronte a terzi. Qualora entrino in contatto con determinate figure professionali, saranno ancora più motivati a riaffermare le loro ragioni; in particolare, quando avvistano un conduttore radiofonico, si sentono immediatamente in dovere di riferire il loro amore per il mezzo radio, e la loro avversione, totale e incondizionata, per la televisione, senza immaginare che magari quello stesso conduttore in casa ha invece un maxischermo da 200 pollici con sistema dolby surround 5.0.

La storia di questi gruppi di pionieri è, comunque, per noi fonte di grande ispirazione: se trent'anni fa si pensava fosse impossibile vivere senza televisione, che allora era più che mai il centro della scena mediatica, oggi si crede sia impossibile vivere senza social network, ma è davvero così? Le vite di quanti hanno seguito la DMM negli ultimi trenta, quarant'anni ci dicono esattamente il contrario.

È possibile sfuggire ai binari sopra i quali siamo stati messi da efficaci strategie di marketing, è possibile scegliere di usare un mezzo piuttosto che un altro, senza che sia obbligatorio «subirli» tutti quanti insieme. Esattamente come il cibo: possiamo mangiare solo quello che ci piace, non siamo obbligati a mangiare tutto e tutto insieme, nel solito ristorante All You Can Eat.

Si può dire «no, grazie», si può dire «non mi interessa» e si può persino dire «non mi piace»!

Questo è l'insegnamento più grande della dieta mediatica mediterranea, il suo riferirsi alla culla della civiltà, il Mare Nostrum. Questo mare, chiuso dalle Colonne d'Ercole, è un rimando esplicito a quanto lo sviluppo delle prime culture umane abbia cercato nei millenni il senso della propria esistenza, e quanto abbia lottato per andare oltre quelle colonne stesse. Proprio il contrario di quello che è successo in anni più recenti con altri mezzi e altre culture, che, con la scusa di «aprire nuovi mondi», hanno semplicemente «aperto nuovi mercati», chiudendo i propri utenti dentro gabbie dorate, sbarrate da colonne digitali.

La dieta a scalare

CONSIGLIATA PER IMM TRA I 250 E I 400

La dieta a scalare è una delle più recenti innovazioni del nutrizionismo mediatico; è stata introdotta da un gruppo di ricercatori, che hanno deciso di rimanere anonimi e di donare al mondo i risultati del loro straordinario lavoro. Prevede un'esposizione crescente del soggetto ai diversi mezzi di comunicazione, basata su moduli settimanali. In sostanza simula quello che l'organismo dei neonati prova quando i genitori introducono gli alimenti, nella dieta dei bebè, uno dopo l'altro, dando il tempo ai piccoli di conoscere i gusti differenti, apprezzare la consistenza dei cibi, esprimere le prime, piccole, preferenze, e permettere all'apparato digerente di adattarsi ai nuovi alimenti.

Il suo funzionamento è molto semplice: gli alimenti vengono introdotti dal lunedì al venerdì, mentre il

IL SEGUENTE GRAFICO MOSTRA LA **DIETA A SCALARE**
PER PROFILI CHE HANNO UN **IMM 250-400**

LUN	MAR	MER	GIO	VEN	SAB	DOM
GIORNALI	RADIO	TEATRO	TV LINEARE	SOCIAL NETWORK	LIBERO	GIORNALI
RIVISTE	PODCAST	VIDEO GAME	MUSEI	PIATTAFORME		LIBRI
LIBRI	MUSICA			STREAMING		MUSICA
	CINEMA					CINEMA

weekend si divide in un sabato libero e una domenica di sostanziale detox, per resettare tutto e ripartire vergini il lunedì successivo. All'interno della giornata, fatte salve le solite premesse su risveglio e addormentamento, l'impiego è totalmente libero come posizionamento orario, mentre nella quantità si raccomanda di consumare solo un'unità di contenuto per volta. Ad esempio, se vedete una serie tv, potete guardare solo una puntata al giorno. Se giocate a un videogame, una volta raggiunto il livello in cui non riuscite più a progredire, non potete tornare indietro all'infinito, ma dovete aspettare il giorno successivo.

Secondo i suoi sostenitori, la dieta a scalare consente una fruizione molto più consapevole dei singoli contenuti, avendo più tempo a disposizione per la loro decantazione. La DaS è incardinata sul concetto ormai scomparso dell'*attesa.* Nel mediaverso attuale, infatti, l'idea di attesa è totalmente scomparsa, a favore di un piatto e indistinguibile «tutto e subito», che azzera qualsiasi processo di costruzione dell'aspettativa e distrugge ogni bolla temporale, necessaria per mettere nella giusta prospettiva i tempi della creazione – artistica, culturale, ludica o informativa – e del relativo consumo. Non c'è più il tempo della semina e quello del raccolto, non c'è più il tempo della preparazione e quello del pranzo, si è sempre seduti a tavola, a mangiare senza sosta, nel solito ristorante di cui sopra, in cui le pietanze arrivano a getto continuo, senza che nessuno si chieda dove e come vengono preparate, e come fanno a essercene così tante.

È il consumo compulsivo, il binge watching delle serie

televisive, lo streaming musicale senza inizio né fine, l'abbonamento «tutto compreso» ai servizi di libri per i quali, pagando pochi euro al mese, puoi leggere dieci milioni di titoli contemporaneamente (... ma quando poi, in che modo?), ed è la rovina delle nostre abitudini alimentari. Come avrete capito, crediamo fermamente che il fattore *tempo* sia uno degli aspetti cruciali del nostro consumo mediatico, e il disastro avvenuto negli ultimi anni, in cui tutto è diventato *immediatamente* disponibile per tutti, ha rappresentato un punto di non ritorno nella diffusione dei disturbi mediatici della modernità, come la «bulimia mediatica», la «gastrite da schermo» o le sempre più comuni difficoltà di digestione mediatica.

Il tempo è fondamentale per assorbire i contenuti, e soprattutto per farsi venire voglia di cercarne altri. È questo meccanismo che è saltato: il sistema non può accettare che tu aspetti due ore, dopo aver visto un reel su Instagram o un video su TikTok, per farti venire di nuovo voglia di guardarne un altro. Lo devi vedere subito, senza soluzione di continuità, senza mai fermarti. Se hai appena finito di vedere una puntata di una serie tv, parte il countdown di cinque secondi e poi parte la puntata successiva, senza che tu faccia niente: sei impotente, immobile, sei solo un recipiente da riempire, di continuo. All'algoritmo non interessa il tuo tempo di decantazione, non gli importa quanto tu abbia voglia o no di accendere un device e di accedere a un contenuto; il suo compito è solo quello di spingerti a consumare quello che ti indica lui, il più velocemente possibile.

Dopo la visione di un film non c'è il dibattito, come nei

vecchi cineforum, non c'è nemmeno il tempo di parlare e discutere con il vostro partner, di commentare la trama, la recitazione, non si riescono a vedere i titoli di coda, che subito partono mille opzioni diverse e automatiche per iniziare immediatamente un altro film, che l'algoritmo considera compatibile con quello che abbiamo appena visto. La dieta a scalare mette un freno a tutto questo. Vi riporta a un consumo consapevole e misurato nel tempo, lasciando ampi spazi di riflessione tra una fruizione e quella successiva, rimette ordine nel caos dell'opulenza indotta e vi ricorda ancora una volta il nostro mantra, quantità non vuol dire qualità!

La dieta della noia

CONSIGLIATA PER IMM DAI 50 IN SU

La dieta della noia è nata come reazione morale e civile di fronte ai fenomeni, inquietanti e sempre più diffusi, di scomparsa della noia stessa dal nostro orizzonte quotidiano. Nelle società avanzate, postmoderne, ipertecnologiche e perennemente connesse, c'è infatti una grande assente: la noia. Non ci si annoia più, non c'è più tempo per farlo. Il processo di «denoizzazione» delle nostre città è iniziato con la rivoluzione digitale e con il conseguente moltiplicarsi dei contenuti mediatici a nostra disposizione. Dapprima l'attacco è avvenuto all'interno delle nostre abitazioni, quando si è abbandonato l'universo analogico per la frontiera dei bit (dalle videocassette ai dvd, dai dischi ai cd, tan-

IL SEGUENTE GRAFICO MOSTRA LA **DIETA DELLA NOIA**
PER PROFILI CHE HANNO UN **IMM DAI 50 IN SU**

	LUN	MAR	MER	GIO	VEN	SAB	DOM
SVEGLIA	MUSICA	MUSICA	NOIA	MUSICA	NOIA	NOIA	RADIO
COLAZIONE	RADIO	PODCAST	NOIA	SOCIAL	RADIO	NOIA	GIORNALE
MATTINA	SOCIAL	GIORNALE SOCIAL	NOIA	NOIA	SOCIAL GIORNALE	NOIA	MUSICA
PRANZO	NOIA	TG	SOCIAL	RADIO	NOIA	GIORNALE	NOIA
POMERIGGIO	NOIA	RIVISTE	RADIO	LIBRO	MUSICA	MUSEO	NOIA
CENA	TG	NOIA	TG	NEWS ON-LINE	NOIA	TG	NOIA
DOPOCENA	TG	NOIA	FILM TV LIBRO	NOIA	TEATRO	CINEMA	NOIA

to per iniziare), mentre il secondo assalto agli appartamenti è stato causato dall'arrivo dei personal computer in grado di collegarsi a Internet: i primi innocui, simpatici computer erano profeti di un futuro luminoso e prospero, a cui tanti (compreso il sottoscritto) hanno creduto ciecamente.

Poi l'offensiva è proseguita all'esterno, all'aperto, su terreni che la noia in passato aveva controllato con relativa facilità: sono arrivati device sempre più portatili, prima i pc, poi i tablet e infine i telefoni cellulari. Nessuno si aspettava un blitz così rapido e così potente in luoghi in cui la noia la faceva da padrona: stazioni dei treni, pensiline degli autobus, sale d'attesa dei dentisti, panchine per i genitori che aspettano l'uscita dei figli dalle attività sportive pomeridiane, ma anche uffici polverosi, domeniche pomeriggio piene di nebbia, concerti di Natale del lontano cugino, e persino riunioni inconcludenti con dirigenti incompetenti.

In tutti questi posti, la noia regnava incontrastata, e nessuno aveva mai provato a sconfiggerla in queste roccaforti. Finché, in un ridottissimo lasso di tempo, le forze antinoia sono riuscite a miniaturizzare sempre di più le loro armi di distrazione di massa, e in un battibaleno hanno annientato qualsiasi residua sacca di resistenza degli squadroni del tedio. Ma niente più noia non significa gioia e felicità: la noia è un motore essenziale del cambiamento. È la premessa indispensabile affinché si mettano in moto gli ingranaggi che fanno fare passi avanti alle nostre società. Senza la noia non c'è spinta all'innovazione e al cambiamento, senza noia non c'è il foglio bianco su cui scrivere con la forza della fantasia il nostro futuro. Senza noia ci sono solo dei coupon prestampati, in cui ci tocca leggere un futuro mediocre, prevedibile, e per nulla avvincente, scritto da altri.

Ecco allora come funziona la dieta della noia (DdN): ogni giorno bisogna creare delle bolle di noia, che i virus dell'intrattenimento coatto non possano penetrare. In queste fasce orarie ci si impone di non leggere, non guardare e non ascoltare nessun tipo di contenuto mediatico. Il tutto è finalizzato a ricreare un terreno fertile per lo sviluppo di sentimenti legati alla monotonia e al desiderio di cambiare in meglio la propria condizione esistenziale.

La dieta della noia parte da un presupposto, che gli appassionati dei film di fantascienza conoscono molto bene:

il nostro pianeta è diventato inospitale, c'è troppa poca noia per permettere la sopravvivenza e lo sviluppo di forme di vita intelligenti. Le colonie umane, che popolano la Terra fino dalla notte dei tempi, hanno iniziato dei processi di involuzione cognitiva molto rapidi e forse irreversibili (vedi il ricorso alle emoji e ai segni, al posto delle lettere e delle parole). È necessario quindi «noiaformare» di nuovo la nostra mediasfera, iniettando massicce dosi di noia nelle nostre giornate, in modo da ricostruire il brodo primordiale che ha permesso a menti affamate, brillanti e reattive di immaginare le più grandi gesta, e realizzare le più importanti invenzioni di cui la nostra specie può andare fiera, come ad esempio le sette meraviglie del mondo, la Torre Eiffel, i bastoncini ricoperti di cioccolato fondente, la *Gioconda* e i *Simpson*.

La dieta della noia è estrema, radicale, e va intrapresa solo dopo attente valutazioni e alla luce di una forte motivazione ideale. Dopo quattro settimane di stretta osservanza di questo regime mediatico, si nota di solito un generale miglioramento dell'umore dei soggetti interessati, sommato a un rinnovato vigore creativo e a importanti cambiamenti nella sfera dell'interazione con gli altri esseri umani. Non essendo più perennemente chini sugli schermi dei propri telefonini, i seguaci della dieta della noia osservano l'ambiente circostante e, così facendo, si accorgono anche dell'esistenza di altri esemplari, maschili e femminili, della propria specie, con cui intraprendere attività più o meno coinvolgenti: dal semplice scambio di opinioni, fenomeno sempre più raro, ai prodromi di un'interazione fisica amorosa, circostanza che si credeva quasi del tutto estinta. Per questo e per molti altri motivi, la dieta della noia sta vivendo un momento di grande espansione, che ci deve far ben sperare per il futuro prossimo delle nostre società.

La dieta a intermittenza

CONSIGLIATA PER IMM SUPERIORI AI 200

La dieta a intermittenza unisce alcuni dei principi teorici enunciati nelle diete precedenti, secondo i quali l'assunzione mediatica deve avvenire all'interno di regolari spazi di tempo, intervallati da lunghe pause de-mediatizzate, il tutto su uno schema che gira intorno alle ventiquattro

IL SEGUENTE GRAFICO MOSTRA LA **DIETA A INTERMITTENZA**
PER PROFILI CHE HANNO UN **IMM SUPERIORE AI 200**

	LUN	MAR	MER	GIO	VEN	SAB	DOM
SVEGLIA	RADIO	MUSICA	GIORNALE	MUSICA	RADIO	MUSICA	MUSICA
COLAZIONE	DIGIUNO	DIGIUNO	DIGIUNO	DIGIUNO	DIGIUNO	DIGIUNO	DIGIUNO
MATTINA	DIGIUNO	DIGIUNO	DIGIUNO	DIGIUNO	DIGIUNO	DIGIUNO	DIGIUNO
PRANZO	GIORNALE	TG	SOCIAL	PODCAST	TG	GIORNALE	MUSEO
POMERIGGIO	DIGIUNO	DIGIUNO	DIGIUNO	DIGIUNO	DIGIUNO	DIGIUNO	DIGIUNO
CENA	DIGIUNO	DIGIUNO	DIGIUNO	DIGIUNO	DIGIUNO	DIGIUNO	DIGIUNO
DOPOCENA	CINEMA DIGIUNO	TEATRO DIGIUNO	TV DIGIUNO	CONCERTO DIGIUNO	TV DIGIUNO	CONCERTO DIGIUNO	FILM TV DIGIUNO

ore. Come vedete, quindi, possiamo tenere buoni sia i discorsi che abbiamo già fatto sulla necessità di avere un tempo fisiologico per far «decantare» i contenuti, per assorbirli meglio, sia quelli che riguardano invece lo spazio che la mente può dedicare al libero girovagare e all'ozio, padre, non dei vizi, ma dell'estro! Per tutta la settimana lavorativa, la dieta a intermittenza prevede un consumo breve la mattina, poi sei ore di digiuno, poi di nuovo un breve consumo, altre sei ore di digiuno e un consumo finale serale, seguito però da un ulteriore digiuno prima del sonno.

La DaI (dieta a intermittenza) è chiamata anche «dieta ibrida», proprio perché lega insieme tanti elementi diversi fra di loro, per creare un media mix che l'organismo sia in grado di ingerire, digerire e assorbire nella maniera più corretta ed efficace. Le fasce di consumo della mattina, del pranzo e della sera sono chiamate «boe», perché è intorno a loro che gira la nostra giornata. Devono essere concepite come dei punti di riferimento del soggetto che sta seguendo la dieta, perché resti agganciato all'ambiente che lo circonda, senza esserne sopraffatto. Proprio come le boe di una regata velica, devono indicare il percorso, sono dei punti di passaggio obbligatori, ma la rotta la decide chi comanda la nave, chi tiene il timone. E, inutile dirlo, il timone lo dovete avere in mano voi, non ci deve essere il pilota automatico (l'algoritmo). La DaI vi permette di veleggiare a favore di vento, perché vi dà il tempo di capire quello che leggete, vi consente di riflettere sul film che avete visto, senza che ne ricominci immediatamente un altro, vi libera spazio per pensare alla mostra che avete visitato e a cosa voleva comunicare l'artista. La DaI è spesso usata come dieta di mantenimento per chi ha un metabolismo mediatico molto accelerato. Serve come prevenzione: se sapete di essere soggetti sensibili, con poche difese immunomediatiche, questo regime è perfetto per voi. Vi protegge dalla sovraesposizione, senza toglIervi le piccole certezze di essere comunque agganciati a quello che accade intorno a voi. Cinque minuti di check dei vostri profili social a ogni boa bastano e avanzano per placare la paura di perdersi qualcosa (la famosa *fomo*), mentre il consumo di una porzione di contenuti allo stesso passaggio di boa è sufficiente per garantire all'organismo il corretto apporto quotidiano di KiloContenuti. La dieta a intermittenza viene suggerita per i periodi di vacanza, perché si adatta molto bene a una routine quotidiana diversa da quella «cittadina». Tanti, dopo averla sperimentata in villeggiatura, la continuano anche al ritorno in città, traendo grossi benefici sul piano della produttività lavorativa e del benessere psicofisico. La dieta a intermittenza è, infatti, spinta molto in tutti quei luoghi di lavoro in cui le esigenze dell'azienda richiedono al dipendente di essere concentrato sulle operazioni che svolge, siano esse manuali o intellettuali. Un crescente movimento, all'interno delle associazioni imprenditoriali e dei sindacati stessi, pensa che diminuire il consumo mediatico, lo screen time, e il multitasking durante le ore di lavoro possa sicuramente riportare in alto la produttività aziendale (lato imprenditori), e ridurre il tempo passato sul luogo di lavoro (lato sindacati). Ci sono del resto evidenze scientifiche a sostenere queste tesi: è a partire dagli anni Novanta, che gli psicologi hanno iniziato a studiare l'effetto sulle persone del multitasking, il provare a fare tutto insieme.

Da quando gli strumenti digitali hanno cominciato ad accumularsi nelle giornate lavorative delle persone, a partire dalle mail, poi gli sms, infine tutto il resto, le conseguenze sulla produttività delle aziende sono stati immediati: secondo uno studio molto famoso (Meyer, Evans e Rubinstein, 1994), fare più cose insieme riduce la produttività del singolo e compromette le sue prestazioni cognitive. Chi pratica il multitasking impiega più tempo per completare i compiti e commette più errori rispetto a chi si concentra su un lavoro alla volta. In breve, il multitasking è inefficiente. Il cervello ha bisogno di tempo per passare da un compito all'altro, anche se si tratta di micro-compiti. Questo comporta ritardi che riducono la produttività, secondo questi scienziati, fino al 40%.

Il valore della dieta a intermittenza passa anche da qui: in molti dicono di avere ritrovato energie, risorse, lucidità, velocità di esecuzione, idee e benessere mentale con questa dieta, ma in realtà hanno semplicemente liberato il proprio tempo, che era intrappolato in un unico e continuo saltare da un whatsapp, a una mail, a un vocale, a un foglio di word, a un'occhiata a uno streaming.

Ora sono liberi di fare una cosa, solo quella, di finirla, e dopo di passare alla successiva, proprio perché lavorano e vivono in ampie zone di intermittenza screen-free, demediatizzate, a parte quello che gli serve per compiere il loro lavoro, ma solo quello, e un compito per volta.

La dieta a intermittenza rende anche più semplice la ricerca filosofica ed esistenziale sul senso di quello che leggiamo, guardiamo e consumiamo. Ci consente di prendere una porzione di qualcosa, e poi di avere uno spazio libero, sicuro, e confortevole, durante il quale pensare a quello che abbiamo appena assunto, senza che un altro contenuto, non richiesto, non necessario e non voluto, appaia davanti ai nostri occhi.

La dieta boomer

CONSIGLIATA PER BOOMER, MILLENNIALS E GEN Z

La dieta boomer si è sviluppata come reazione allo scherno che ha colpito i nati dopo la guerra, e fino al 1964, per la loro scarsa dimestichezza con le nuove tecnologie. Questo regime alimentare si propone di superare questo conflitto in un'ottica di collaborazione intergenerazionale, avendo come obiettivo ultimo il travaso di conoscenze dai più anziani ai più giovani, e un altrettanto corposo travaso di competenze, in senso opposto, dai più giovani ai più anziani. L'idea è che, invece che passare il tempo a sfottere gli uni, e a guardare con sufficienza gli altri, si possano avvicinare i due mondi per prendere il meglio da entrambi. Generalizzando molto, i seguaci di questa dieta sostengono che i Boomer abbiano tanti contenuti e conoscenze, mentre i Millennials e la Generazione Z siano smanettoni straordinari con le tecnologie, ma siano al tempo stesso poveri di competenze e sapere. Prendendo per buona questa semplificazione, si è elaborato un complesso approccio collaborativo tra i due gruppi, che prevede un frequente scambio di nozioni, concetti ed esperienze in entrambi i sensi.

BOOMER	Z/MILLENNIALS
GIORNALI CARTA	TABLET/NEWS ON-LINE
RADIO	PODCAST
TV	STREAMING VIDEO
TEATRO	FACEBOOK
CONCERTI LIVE	MUSICA STREAMING
LIBRI	TIKTOK
FOTOGRAFIA CON RULLINI	INSTAGRAM
TELEFONO FISSO	WHATSAPP
CINEMA	YOUTUBE

Il funzionamento della dieta boomer è molto semplice: il modulo è su base settimanale, gli appartenenti ai due gruppi, che si sono accordati per testare questo regime, devono scambiare un'attività al giorno con quella indicata in tabella del gruppo opposto, mentre durante il weekend l'obbligo è di scambiare due attività il sabato e due la domenica. La corrispondenza delle attività è rappresentata dalla tabella qui sopra (nove attività in tutto, cinque lun-ven, e altre quattro sab-dome, a scelta libera). Prima dello scambio-media effettivo, è fondamentale un momento di confronto, meglio se mattutino, in cui i rispettivi gruppi spiegano ai loro «dirimpettai» le caratteristiche del media che stanno per prendere in carico, e i suggerimenti per gli eventuali contenuti da cercare. Funzionano molto all'interno di queste dinamiche i gruppi omogenei, quali scout vs pensionati di un centro anziani, oppure i frequentatori dello stesso bar, che si trovano tutte le mattine a colazione, su due fronti distinti: genitori vs figli. Gli incroci possono essere veramente infiniti: la squadra della bocciofila vs la lega universitaria dei giochi di ruolo. Le insegnanti di un liceo vs gli studenti di una classe, gli iscritti al club di uncinetto vs i nazionali di badminton, e così via.

Gli effetti della dieta boomer sono immediati: il cambio di regime mediatico, imposto ai gruppi, comporta una radicale riconfigurazione dei percettori di gusto dei singoli e un conseguente rafforzamento delle capacità critiche e di analisi. L'ampiamento degli orizzonti, il mettersi nei panni dell'altro, il dover guardare, leggere o ascoltare, con modalità a noi aliene, attiva neuroni e sinapsi dormienti. L'eccitazione per il nuovo stimola giovani e meno giovani, con le stesse modalità, e permette a entrambi di estrarre in primis ciò che è utile e di lasciare sul fondo ciò che è superfluo.

La dieta boomer è anche un diabolico piano per iniettare ingenti contenuti complessi, talvolta noiosi, sicuramente prolissi, nei social network, smantellando così, dall'interno, la fruizione veloce, rapida, superficiale delle reti stesse, quella più dannosa, e rendendole quindi meno allettanti e attraenti per la totalità degli utenti. Così facendo, si tenta di riportare questi mezzi in cima alla piramide mediatica, dove è bene che stiano, e non alla base. Il format della sfida permetterà, invece, ai ragazzi di avvicinarsi a cose che prima non avrebbero mai preso in considerazione, e che potrebbero trovare enormemente più interessanti e stimolanti di quelle a cui sono abituati. La dieta boomer è un'alleanza, un patto tra generazioni, è l'espressione più alta di quel passaggio di consegne tra chi ha costruito una comunità e chi sta per entrare a farne parte.

In una società deritualizzata come la nostra, esistono poche occasioni per ribadire i legami tra gruppi di individui diversi: la dieta boomer è come il fuoco attorno a cui si riunivano i nostri antenati dopo avere cacciato il mammuth.

Kids menu

CONSIGLIATO TRA GLI 0 E I 14 ANNI

La riflessione sulle diete da consigliare ai più piccoli richiederebbe un libro a parte: su questo argomento, delicatissimo, esistono già centinaia di studi scientifici serissimi, che raccomandano i giusti atteggiamenti da tenere nei confronti dei cuccioli della nostra specie. In tutti i Paesi, gli Istituti Superiori di Sanità stilano di continuo linee guida per provare a tracciare una strada che possa aiutare famiglie, educatori, insegnanti e ragazzi a interagire nella maniera corretta con i nuovi mezzi di comunicazione. Il nostro piccolo manuale ha semplicemente la pretesa di aprire un confronto e un dibattito per farci riflettere su quello che consumiamo ogni giorno; ci asterremo quindi dal raccomandare una dieta specifica per i più piccoli.

Ci sentiamo, però, di dire che la piramide mediatica vale a ogni età, e che quindi un consumo vario, equilibrato e misurato di tutti gli alimenti è ancora più rilevante nella fase evolutiva della crescita. L'importanza di molti dei nostri alimenti è innegabile, e ha costituito la spina dorsale su cui si sono formate le generazioni degli ultimi due secoli. Dai libri alla musica, dal cinema al teatro, dai musei alla radio o alla televisione, sappiamo quanto fondamentali siano stati tutti questi mezzi per la nostra crescita culturale. Ora, però, ci troviamo di fronte a uno scenario completamente diverso, che vi abbiamo raccontato nei capitoli precedenti. L'attenzione, che chiediamo di porre agli adulti nei confronti della bulimia digitale, è ancora più importante quando si parla di giovani menti in formazione; tutte le problematiche, che abbiamo evidenziato per uomini e donne, ci sono, esistono e sono ancora più pericolose per bambini e bambine.

Il nostro suggerimento principale è, quindi, quello di non lasciare i più piccoli da soli nella cucina mediatica. Così come non li lasciate armeggiare con i fornelli a tre o quattro anni, allo stesso modo non dovreste lasciarli soli di fronte all'invadenza, e alla violenza, con cui gli algoritmi impongono i loro contenuti. Se non lasciate un coltello in mano a un bambino in un passeggino, non dovreste lasciargli in mano nemmeno un cellulare. Il rischio è che venga sopraffatto dal continuo apparire di contenuti, che lo rendono dipendente da un sovraconsumo illimitato e non mediato da nessun filtro. E la certezza è che si perda contemporaneamente tutto quello che accade intorno a lui, perdendo anche la sua capacità di situarsi nel tempo e nello spazio, essendo risucchiato da quella bolla mediatica da cui non può difendersi e da cui farà sempre più fatica a uscire.

Stiamo camminando su un terreno molto insidioso, gli studi di pediatri e neuropsichiatri non riescono a stare dietro al rapidissimo apparire di nuovi mezzi e nuove modalità di fruizione, però possono metterci in guardia rispetto a strumenti che sono indubbiamente preziosi e straordinari, ma non innocui. Possono intervenire le famiglie da sole, o i singoli educatori, o la scuola?

Sicuramente no. La pervasività dei mezzi è tale per cui l'azione del singolo non può nulla rispetto all'ambiente circostante. Crediamo che in questo settore specifico serva una presa di coscienza della politica e della società nel suo complesso, che attraverso i suoi organi di amministrazione e rappresentanza, seguendo le indicazioni della scienza, trovi il coraggio di intraprendere azioni forti e decise per normare l'utilizzo dei mezzi più invasivi, educare le giovani generazioni a un consumo sano e consapevole, e difendere i più fragili (a partire dai più piccoli) dalle gesta di chi persegue solo il profitto e non il bene comune.

7
I super food

Mentre nel mondo del cibo si discute molto sulla reale validità dei cosiddetti super food, nel mondo mediatico esistono tanti prodotti che possiamo definire «super alimenti», cibi che unanimemente vengono considerati preziosi, utili e indispensabili. Ci sono alcuni media che stimolano la presenza di questi veri e propri booster della nostra dieta quotidiana, e ci sono alcuni protagonisti della vita pubblica in grado di ribaltare, in positivo, convinzioni e credenze relative alle capacità nutritive di un pasto mediatico, in modo semplice e inatteso. I super alimenti non devono comunque essere intesi come dei sostituti di un'alimentazione diversificata ed equilibrata. Quello che vale per il cibo, vale anche per i mezzi di comunicazione. L'Istituto Superiore di Sanità ci ricorda che: «I "super food" non possono sostituire in alcun modo una dieta sana. Solo consumare una varietà di alimenti, con abbondanti quantità di frutta e verdura, è il modo migliore per garantire un'assunzione equilibrata di nutrienti in grado di salvaguardare la salute».

Nella dieta mediatica i super food possono servire per aggiungere valore, e KiloContenuti, al nostro mix, ma il mix ci deve comunque essere e deve sempre essere di qualità. Pur tuttavia, in tutti quei casi in cui, magari per un periodo, sia impossibile seguire un regime mediatico vario e completo, i super food, che sono di pronta e facile assunzione, possono sostituire agevolmente intere sezioni dei nostri pasti quotidiani. La loro qualità principale, comune a tutti quelli che vi stiamo per presentare, consiste nel riuscire a rendere facile l'assorbimento di KiloContenuti complessi; sono un aiuto fenomenale per potenziare le nostre capacità cognitive e rendere possibili digestioni e assorbimenti, altrimenti impossibili.

I Pierangeloidi

I Pierangeloidi sono i padri di tutti i super food, rappresentano la molecola mediatica perfetta, sono sostanze ad ampio spettro, che incidono su molti aspetti del nostro media mix. Traggono origine dall'infinita attività di Piero Angela, giornalista, conduttore televisivo, scrittore, ma soprattutto straordinario e inimitabile divulgatore, in grado di piegare i limiti del mezzo televisivo, fino a renderlo uno strumento prodigioso di diffusione della cultura, della scienza e del sapere umano. Nessuno è mai riuscito a raggiungere la concentrazione di KiloContenuti del suo storico programma *Quark* e di tutte le sue derivazioni. Ha dimostrato come la televisione possa essere un mezzo eccezionale per educare, istruire, formare e migliorare il pubblico. Bastano pochi grammi di Pierangeloidi nei vostri piatti per ridare consistenza e forza a un consumo povero di KCon e bisognoso di nuovi spunti. L'estrema varietà degli stessi Pierangeloidi, in grado di spaziare da argomenti molto semplici a questioni più complesse, rappresenta un antidoto quanto mai necessario alla dittatura dell'algoritmo, che infatti è nemico giurato di questo tipo di molecole.

I Barberociani

I Barberociani hanno un'importante funzione antinvecchiamento, essendo incentrati su molecole specifiche di divulgazione a tema storico-sociale. Le loro proprietà principali riguardano la difesa della memoria collettiva delle nostre società. Una comunità senza memoria del passato è una comunità che non ha futuro, e le molecole che formano i Barberociani impattano proprio su questo aspetto: riescono a dare nuova vita a piatti che altrimenti possono risultare poco allettanti, soprattutto per le giovani generazioni. Laddove esistono dei problemi di assorbimento di eventi lontani nel tempo, una spruzzata di Barberociani consente ai singoli argomenti e alle relative nozioni di penetrare più in profondità, e di fissarsi più a lungo nei cervelli dei fanciulli.

I Barberociani sono disponibili in moltissimi formati: si possono assumere da mezzi diversi (noi ci sentiamo di raccomandare in particolare le bustine di podcast, che si sciolgono facilmente nei percorsi in treno, auto o metropolitana), e traggono origine dalla meritoria attività del professor Alessandro Barbero.

Le vitamine Capa

Le vitamine Capa sono vitamine idrosolubili, con proprietà antiossidanti: aiutano a mantenere sane le cellule mediatiche, proteggendole dagli effetti delle radicalizzazioni libere prodotte all'interno dei social network. Le vitamina Capa hanno diverse, importanti, caratteristiche:

- mantengono la normale funzionalità dei vasi mediatici;
- proteggono la salute di orecchie e udito;
- facilitano l'assorbimento dei dubbi di origine esistenziale;
- partecipano alla formazione, crescita e riparazione del tessuto poetico;
- mantengono sana la capacità di fruizione artistica;
- favoriscono la cicatrizzazione delle ferite del cuore.

Oltre a questo, aiutano il mondo della musica a rimanere ancorato alla necessità e al bisogno di senso, che non possiamo non ricercare quando ascoltiamo una canzone. Le vitamine Capa innalzano i KCon di un brano in maniera impressionante: laddove regna la canzone leggera e spensierata (che va benissimo, per carità, ma solo per un pasto light), aggiungono peso e importanza a un'opera, quella musicale, fondamentale per il nostro media mix. Le vitamine Capa sono coadiuvanti per la crescita degli artisti e stimolanti per la maturazione del pubblico. Si suggerisce di diluirle almeno due volte al giorno nel proprio bicchiere sonoro. I primi composti di vitamine Capa sono stati realizzati in Puglia, alla corte di Michele Salvemini, in arte Caparezza.

Gli Omegreison 3

Gli Omegreison 3 sono sostanze fondamentali che il nostro organismo non è in grado di produrre da solo. Riescono ad abbassare in maniera importante i livelli di ignoranza scientifica di chi li assume regolarmente. Nello specifico agiscono sull'intreccio tra fisica e storia, mostrando il lato umano delle grandi menti dell'umanità e il modo in cui sono arrivate alle loro scoperte. Con una posologia minima, basata su due soli mezzi, i libri e il teatro, gli Omegreison 3 riescono a far entrare nella nostra massa cerebrale fatti e protagonisti altrimenti molto complicati da assorbire. Sono fortemente consigliati anche all'interno delle istituzioni scolastiche, nelle diete dei ragazzi, non essendosi mai verificate allergie o intolleranze a questo tipo di alimento, che è inoltre certificato come «super food-super safe». La nostra indicazione è di completare un ciclo intero di Omegreison 3 in forma di libri, e contemporaneamente, qualora si renda disponibile nella vostra zona, accompagnare a questo consumo seriale un rinforzo teatrale, quanto mai necessario. Queste molecole straordinarie sono nate dall'opera della fisica, scrittrice e performer teatrale Gabriella Greison.

Il Grano Antico Armynio

I grani antichi sono stati usati comunemente nelle preparazioni mediatiche fino alla prima metà degli anni Sessanta, per poi lasciare il posto a quelli moderni, nati per soddisfare i bisogni dei nuovi mezzi di comunicazione, che richiedevano tempi di lavorazione più rapidi. Di recente sono stati, però, riscoperti e sono tornati in molte ricette, a causa del loro gusto unico e della loro genuinità. Necessitano di trattamenti lenti e macinazioni a pietra in grado di scolpire le parole, una dopo l'altra, sulle pagine bianche. Da questi grani si estrae l'antica arte della poesia, ricca di proprietà straordinarie per il benessere del corpo e dello spirito. Il Grano Antico Armynio è tornato a crescere nella mia amata Lucania, grazie all'opera instancabile del poeta e paesologo Franco Arminio, che nella sua poetica ci ricorda l'importanza delle piccole comunità e il valore delle relazioni umane, fisiche, reali. Il luogo perfetto per gustare nella maniera più proficua questo super alimento, e fare scorta di ingenti quantità per tutto l'anno, è il festival La luna e i calanchi, che si svolge ogni estate ad Aliano, in Basilicata.

I fermenti Perrici

I fermenti Perrici sono una specifica classe di fermenti lattici mediatici, che aiuta a ristabilire il giusto microbiota mediatico. I fermenti Perrici vivi agiscono, in particolare, nei processi di metabolizzazione *intermediatica*: sono, infatti, tra i pochissimi batteri in grado di compiere processi di trasformazione dei contenuti da un media a un altro. La loro azione più importante si esplica in ambito scientifico-astronomico. La posologia prevede l'assunzione frequente di una conferenza dal vivo, in cui si spiegano concetti piuttosto complicati di astrofisica, matematica, meccanica quantistica e simili, sfruttando di volta in volta film, personaggi reali, fumetti, accadimenti della nostra storia e terminologie molto poco tecniche, ma scientificamente solide. Questo tipo di batteri si sono poi espansi creando una vera e propria produzione di fermenti lattici mediatici, in quel luogo sacro della scienza italiana che è il Planetario di Milano. I fermenti Perrici sono stati allevati a partire dal DNA dell'astrofisico Luca Perri.

La Papa Reale

Di tutti i super food è il più potente e il più antico; si materializza sotto forma epistolare, il più semplice dei mezzi di comunicazione. La Papa Reale è la sostanza mediatica che si estrae dalle encicliche del santo padre. Possiede innumerevoli proprietà: ristora il corpo, migliora l'appetito di senso, rinforza le nostre difese mediatiche, stimola le capacità della nostra mente, aiuta in caso di fatica esistenziale, accresce le capacità di adattamento dell'organismo allo stress informativo, ci protegge dalle tecnodipendenze e potenzia il senso di orientamento sociale dei soggetti che la assumono regolarmente. Fin dalla notte dei tempi le lettere sono state usate per trasmettere informazioni, pensieri, sentimenti, notizie da un luogo all'altro della terra e, nonostante il progredire dei mezzi di comunicazione di massa, l'avvento della rivoluzione digitale e l'apparizione dell'intelligenza artificiale, il più poderoso di tutti i super alimenti mediatici resta una vecchia e semplice missiva, in questo caso spedita dal papa all'umanità intera, credenti e non credenti, per riflettere sul cammino che stiamo facendo. La capacità di concentrare in poche pagine il senso della strada percorsa, e le sfide che i popoli della terra hanno di fronte, rende queste lettere superiori a qualsiasi altro super cibo. Questi *semplici* messaggi scritti sono in grado di far pensare, riflettere, sperare e agire miliardi di persone: dalla *Laudato si'*, alla *Fratelli tutti*, in un mondo che ha perso i riferimenti politici, filosofici, ideologici degli ultimi due secoli, la voce di papa Francesco richiama l'umanità intera alle sue responsabilità.

Conclusioni

Ci sono molti modi di concludere un libro, e a noi piacerebbe che questo libro siate voi a concluderlo: nelle prossime pagine troverete quattro calendari settimanali, in cui segnare i vostri consumi mediatici, giorno per giorno, così da osservare più da vicino quello che leggete, guardate, ascoltate, scrollate, e capire, qualora ce ne fosse bisogno, se le diete che state seguendo vi stanno facendo fare progressi oppure no.

La nostra speranza più grande è quella di avervi fatto riflettere e pensare, perché il problema ultimo dei nostri consumi attuali è proprio l'assenza di riflessione sul senso di quello che facciamo. Sblocchiamo il cellulare non perché abbiamo bisogno di qualcosa, ma perché ormai ci viene automatico, restiamo connessi senza una reale necessità, solo perché siamo schiavi della necessità di riempire ogni buco delle nostre giornate con qualcosa, non importa cosa, non importa se bello, brutto, utile o superfluo.

Quello che più colpisce è che su tutto questo non esista un pubblico dibattito, non ci siano prese di posizione di nessun tipo. Pochi, troppo pochi, si interrogano su quello che ci sta accadendo, su come stiamo radicalmente, e profondamente, modificando le nostre abitudini quotidiane.

Abbiamo specialisti di tutti i tipi, che ci accompagnano in ogni minuto della nostra giornata: ci aiutano a mangiare bene, ad allenarci nel modo corretto, a migliorare il nostro dritto e il nostro rovescio quando giochiamo a tennis, c'è chi ci insegna l'apnea, o come risolvere il Cubo di Rubik, ci sono maestri di yoga acrobatico, esperti delle nostre sopracciglia e grandi intenditori del tartufo. Ci sono i business coach e i business angel, c'è chi ci dice di prendere l'ombrello quando piove, e chi ci insegna come si guida l'automobile, ma nessuno si sogna di dirci quanto e come stare davanti a uno schermo! Eppure, come abbiamo ampiamente dimostrato nei capitoli precedenti, lo screen time medio di ogni abitante del nostro Paese è superiore, in termini di tempo, a ogni altra attività intrapresa nelle nostre giornate, a parte respirare, ma a nessuno viene in mente di aiutarci ad affrontare questa attività nella maniera corretta, nessuno si preoccupa di quello che facciamo davanti a quegli schermi, e nessuno alza la mano per dire «siamo tutti impazziti?».

Ecco, noi quella mano la alziamo, ma lo facciamo con la voglia e il desiderio di ritrovare un rapporto sano ed equilibrato con strumenti straordinari che, se usati in modo giusto, possono aiutarci a compiere dei passi avanti nell'evoluzione della nostra specie.

Non ci interessa un ritorno sterile a un passato lontano, viviamo indubbiamente meglio oggi rispetto a qualsiasi epoca trascorsa, ci interessa piuttosto tornare a essere in controllo delle nostre scelte e dei nostri consumi mediatici, ci interessa agire in prima persona per decidere il nostro destino.

Non ci spaventa un futuro alla Terminator in cui le macchine distruggono l'umanità con le testate nucleari, ma ci spaventa il presente, in cui l'umanità si autodistrugge, consumando junk media a tutte le ore, schifezze industriali, che servono solo a trasformarci in polli da allevamento digitale, per arricchire chi poi vende a pezzi i nostri profili.

Con questo libro vogliamo iniziare un cammino, non importa quanto lungo e quanto difficile, per restituire alle nostre giornate lo spazio dell'immaginazione e della fantasia, e alle nostre notti il tempo per sognare. Se avrete voglia di seguirci, non guardate in basso, verso i piccoli schermi dei vostri telefonini, ma alzate gli occhi al cielo, e uscite… «a riveder le stelle».

SETTIMANA **1**

	LUN	MAR	MER	GIO	VEN	SAB	DOM
SVEGLIA							
COLAZIONE							
MATTINA							
PRANZO							
POMERIGGIO							
CENA							
DOPOCENA							

SETTIMANA **2**

	LUN	MAR	MER	GIO	VEN	SAB	DOM
SVEGLIA							
COLAZIONE							
MATTINA							
PRANZO							
POMERIGGIO							
CENA							
DOPOCENA							

SETTIMANA **3**

	LUN	MAR	MER	GIO	VEN	SAB	DOM
SVEGLIA							
COLAZIONE							
MATTINA							
PRANZO							
POMERIGGIO							
CENA							
DOPOCENA							

SETTIMANA **4**

	LUN	MAR	MER	GIO	VEN	SAB	DOM
SVEGLIA							
COLAZIONE							
MATTINA							
PRANZO							
POMERIGGIO							
CENA							
DOPOCENA							

Finito di stampare nel mese di ottobre 2024
per conto di RCS MediaGroup S.p.A.,
da Rotolito S.p.A., Via Sondrio, 3, Pioltello (Milano)
Printed in Italy